Berthold Block
Dr. Blocks Patiententypologie

Berthold Block

Dr. Blocks Patiententypologie

Mit Zeichnungen von Lucia Obi

Patmos

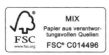

Für die Schwabenverlag AG ist Nachhaltigkeit ein wichtiger Maßstab ihres Handelns. Wir achten daher auf den Einsatz umweltschonender Ressourcen und Materialien. Dieses Buch wurde auf FSC®-zertifiziertem Papier gedruckt. FSC (Forest Stewardship Council®) ist eine nicht staatliche, gemeinnützige Organisation, die sich für eine ökologische und sozial verantwortliche Nutzung der Wälder unserer Erde einsetzt.

Bibliografische Information der Deutschen Nationalbibliothek
Die Deutsche Nationalbibliothek verzeichnet diese Publikation in der Deutschen Nationalbibliografie; detaillierte bibliografische Daten sind im Internet über http://dnb.d-nb.de abrufbar.

Alle Rechte vorbehalten.
© 2011 Patmos Verlag der Schwabenverlag AG, Ostfildern
www.patmos.de

Covermotiv: © Lucia Obi
Druck: GGP Media GmbH, Pößneck
Hergestellt in Deutschland
ISBN 978-3-8436-0024-8

Inhalt

Patient sein in Deutschland – eine Einstimmung	7
Der Altenheimpatient	10
Der Alternativmedizinpatient	14
Die Angehörigen	18
Der Ängstliche	23
Der Anonyme	27
Der Arztgeher	30
Der Arztsüchtige	34
Der Aufgeklärte	36
Der Bagatellpatient	40
Der Behandlungsfehlerpatient	43
Der Burn-out-Patient	47
Der Check-up-Patient	50
Der Cholesterinpatient	54
Der Chroniker	59
Der Dankbare	63
Der Delegierende	67
Der Demenzpatient	71
Der Dicke	76
Der Fanatiker	79
Der Gelegenheitspatient	83
Der Gesundheitsbewusste	86
Der Hypochonder	89
Der irrationale Patient	95
Der Kraftmensch	99
Der Krankenhauspatient	102
Der Krebspatient	107
Der Krebsvorsorger	110
Der Medizinkritiker	115
Der Mobbingpatient	119

Der Modekranke ... 124
Der Notdienstpatient ... 127
Der Organspender ... 131
Der Patientenverfüger ... 133
Der Peinliche ... 137
Der PEG-Patient ... 139
Der Privilegierte ... 143
Der Prominente ... 146
Der Protokollant ... 149
Der Raucher ... 153
Der Schuldsucher ... 156
Der Selbstentmündiger ... 159
Der Selbstkontrollierte ... 163
Der Sünder ... 167
Der Suizidant ... 169
Der Tablettenfreak ... 172
Der Telemedizinpatient ... 175
Der Tote ... 179
Der Türke ... 182
Der Überwachte ... 185
Der Unentschlossene ... 189
Der Verdränger ... 193
Der Vertrauende ... 199
Der zukünftige Patient – ein Epilog ... 203

Patient sein in Deutschland – eine Einstimmung

Patient sein in Deutschland heißt:
in eine Schublade gesteckt werden.

»Es geht mir schlecht.« – »Ich habe eine lange Krankengeschichte.« – »Mein Hausarzt schickt mich.« – »Mein Darm spielt verrückt.« »Sie sind meine letzte Hoffnung, ich habe Fibromyalgie / Blähungen / Hämorrhoiden.« Spätestens nach dem ersten Satz hat der Patient ein Etikett. Manchmal schon davor. Die Mimik, die Haltung, der Blick. Manchmal muss er noch ein- oder zweimal umsortiert werden, aber in der Schublade bleibt er.

Patient sein in Deutschland heißt: Was immer er sagt, sein Arzt hat es schon tausendmal gehört.

Der sieht nämlich am Tag 30 oder 40 oder 60 Patienten. Im Jahr einige tausend. Das sind nach zehn Jahren zigtausende von Menschen, die irgendwann einmal zu ihm gekommen sind, um sich fragen zu lassen: »Was führt Sie zu mir?« Die Zahl der Patienten ist groß, die Zahl möglicher Antworten klein. Was immer unser Patient vorbringt, sein Arzt hat es schon so oft gehört, dass er nach drei Worten den Rest des Satzes kennt. Und nicht nur das: Er kennt die Vorgeschichte, die Ursachen, die Untersuchungen, die jetzt kommen, er kennt die Fragen und Ängste, er kennt die Prognose. Er denkt in Mustern, er hat ein Programm. Die zahlreichen Patienten, die er gesehen hat und sieht, passen alle in ein überschaubares Spektrum von Typen und werden alle nach einem Schema abgearbeitet.

Patient sein in Deutschland heißt: mental in der Medizin des 20. Jahrhunderts hängengeblieben sein.

Eher in der Mitte des Jahrhunderts als am Ende. Mir tut was weh, ich gehe zum Arzt und der hilft mir dann. Er hört mir zu, er horcht mich ab, er schreibt was auf. Oder: Apparate. EKG, Röntgen, Darmspiegelung. Alles ein bisschen unpersönlich, alles ein bisschen bedrohlich – aber was heute so möglich ist: super. Und alles solidarisch finanziert. Und irgendwie: karitativ. Geld spielt keine Rolle, wenn es um unsere Gesundheit geht. Eid des Hippokrates und solche Sachen, Schweigepflicht und Gemeindeschwester.

Patient sein in Deutschland heißt: zu oft beim Arzt und zu viel untersucht.

Nur nichts übersehen, nur nichts versäumen, lieber einmal zu viel als zu wenig. Sicherheitshalber eine CT, ein Röntgenbild, eine Kernspintomographie. Vier Mal im Jahr Labor und jedes Jahr zu Prostata-Screening und Mammographie. Die ganze Welt der Ausschlussdiagnostik. Wenig wirksam, aber kuschelige Wohlfühlmedizin.

Patient sein in Deutschland heißt: sich trotzdem unterversorgt fühlen.

Zu viel Selbstbeteiligung, zu viele Billigmedikamente, zu wenig Vorsorgeleistungen, zu wenig für Krebstherapie, Borreliosekranke und alternative Heilmethoden. Und die Kassen sind zu teuer, zu schlecht, Abzocker und überhaupt: dieser ganze Verwaltungsapparat. Die Krankenhäuser schlecht, desorganisiert, man geht kränker raus als rein. Und der Hausarzt? Keine Zeit, immer gehetzt, frustriert.

Patient sein in Deutschland heißt: so furchtbar vieles nicht wissen.

Und die eigene Ahnungslosigkeit nicht einmal ahnen. Er fühlt sich aufgeklärt und informiert, er hat den Durchblick und weiß Bescheid. Dabei kennt er nicht die Absonderlichkeiten von Leitlinien und Qualitätsmanagement, von Disease-Management-Programmen und Disease-related-Groups, von Priorisierung, Industrialisierung und Normierung all dessen, was er als sein höchstes Gut schätzt: seine Gesundheit, seine Individualität, die Betreuung, die er sich bei Krankheit wünscht. Ein tragischkomisches Wesen.

Der Patient in Deutschland – die folgenden Seiten geben Auskunft über ihn.

Seine Hoffnungen und Ängste, seine Marotten und Abgründe, seine Krankheiten und seine Behandlungen. Und damit auch über seinen Arzt, sein Krankenhaus, seine Krankenkasse und das so geliebte wie gehasste, unterm Strich nur schwer verständliche Gebilde, das als deutsches Gesundheitssystem weltweit führend ist.

Der Altenheimpatient

Das Altenheim ist eine qualitätsgemanagte und zertifizierte Einrichtung, in die keiner will und in die doch jeder hineinkommt.

Der Altenheimpatient begegnet uns auf großen Reklametafeln. Er ist darauf immer zu zweit, nämlich als Er und Sie, Typ flotte Alte. Er hat eine Schirmmütze auf und beide lächeln unternehmungslustig, so als ob sie gerade etwas vorhätten. Dieser Typ von Altenheimpatient wohnt nicht im Altenheim, sondern residiert in der Seniorenresidenz oder genießt Sicherheit und Lebensqualität in der Altenwohnanlage, die im Hintergrund der Reklame an einem sonnigen Tag zu sehen ist.

Wenn man die beiden dann in diesen Anlagen und Residenzen aufsuchen will, tut man das vergeblich. Es gibt sie nämlich gar nicht. Das fängt schon damit an, dass der Altenheimpatient in den seltensten Fällen als Ehepaar auftritt. Und wenn, dann garantiert nicht als strahlendes, unternehmungslustiges Duo, sondern als grantelnde siamesische Zwillinge am Ende einer langen Ehe-Tortur. Meistens ist der Altenheimpatient solo und weiblich. Ein flüchtiger Blick in die Flure und Aufenthaltsräume eines Altenheimes lässt grob geschätzt auf zehn Frauen einen Mann erkennen.

Das Zuhause der Altenheimpatientin entspricht heute den allerhöchsten Standards. Früher, da waren die Altenheime oft ein bisschen bedrückend, fast deprimierend. Das Linoleum auf den Fluren, die schwachen Glühbirnen, die improvisierten Verhältnisse in den Nasszellen und im Hygienebereich, das Mobiliar, die Farbe der Tapeten, der Geruch. Altenheime lagen 20 Jahre hinter dem üblichen Wohnungsstandard zurück. Aber heute ist das Altenheim eine moderne und fantastisch ausgestattete Einrichtung. Voll im Trend der Zeit und diesem mindestens fünf Jahre voraus. Breite Flure, Licht, Farben, die von Farbpsychologen geplant wurden, viel Chrom in den Sanitärbereichen, hochwertiges Mobiliar. Manchmal sind die Altenheime architektonisch derartig aufwändig durchgestylt, dass ich selbst als Mann in den besten Jahren Orientierungsschwierigkeiten habe, so schön und modern ist alles, und ich frage mich, wie die Bewohner sich eigentlich zurechtfinden. Später stelle ich dann fest: Sie finden sich auch nicht zurecht.

Die Stationen im Altenheim sind nicht mehr durchnummeriert wie früher, sie haben Namen. In kirchlichen Institutionen gerne die von biblischen Orten, besonders dann, wenn das ganze Heim Bethanien heißt, aber auch symbolträchtige Stationsnamen sind beliebt, wie Hirte oder Sonnenblume oder Magdalena. Die Häuser privater Träger orientieren sich an Straßen- und Ortsnamen, die bei den Bewohnern Assoziationen an bekannte Lokalitäten ihrer Stadt evozieren sollen. Manchmal gibt es auch einen Anflug von höherer Ironie, etwa wenn die Einrichtung – ein Heim für Demenzkranke – Haus Auguste heißt, benannt nach der berühmten Alzheimerpatientin Nummer 1, Auguste D., bei der Alois Alzheimer erstmals das klassische Bild der präsenilen Demenz beschrieben hat. Was natürlich keinem Bewohner und keinem Angehörigen bewusst ist.

Der Bewohner dieser Heime und der Stationen hat keinen eigenen Willen. Er bekommt seine Mahlzeiten zu festgesetzten Uhrzeiten. Wenn er Glück hat. Hat er Pech, läuft alles, was er zum Leben braucht, über eine Ernährungssonde direkt durch die Bauchwand in den Magen hinein. Über 24 Stunden. Das erspart ihm das Kauen und Schlucken und dem Altenheimbetreiber Personalkosten (→ Der PEG-Patient).

Und er bekommt Tabletten. Ziemlich viele. Manchmal so viele, dass sie einen pharmakologisch völlig unkontrollierbaren Cocktail bilden, dessen Inhaltsstoffe er auch nicht im Entferntesten kennt. Manchmal möchte der Altenheimbewohner aber doch etwas wollen, dann ist er »schwierig« oder »bockig«, in jedem Falle »nervig«. Und bekommt noch eine Pille. Zur Beruhigung.

Und er wird überwacht, der Altenheimpatient (→ Der Telemedizinpatient). Die Überwachung hat zwei Gründe. Zum einen soll es ihm natürlich gut gehen, alles soll korrekt sein, er steht ja, so sagt es das Leitbild der Einrichtung, im Mittelpunkt. Aber das stimmt nicht so ganz. Er steht nur fast im Mittelpunkt. Direkt neben ihm steht das Altenheim selbst, und das ist der zweite Grund, weshalb der Altenheimpatient so gut überwacht wird. Es konkurriert nämlich der Altenheim*bewohner* mit dem Altenheim*betreiber*. Ersterem soll es *gut gehen*, und Letzterer soll es *gut machen*. Und beides verlangt Priorität.

Das kann manchmal richtig skurril sein. Wenn der Altenheimpatient stürzt, zieht dies erhebliche Folgen nach sich: Es wird ein Sturzprotokoll in mehrfacher Ausführung erstellt, aus dem hervorgeht, warum er gestürzt ist, ob ein Teppich im Weg lag oder eine Schwelle zu hoch war oder ob die Puschen nicht richtig saßen. Das hat versicherungstechnische Gründe. Es wird der Notarzt informiert, weil die Mitarbeiterinnen im Altenheim dazu angewiesen sind. Das hat juristische Gründe. Schließlich wird, und das nicht an letzter Stelle, dem gestürzten Altenheimpatienten geholfen. Er wird wieder auf die Beine gestellt und schon einmal orientierend untersucht, ob auch nichts passiert ist oder ob vielleicht eine kleine Schürfwunde mit einem Heftpflaster versorgt werden muss. Das hat pflegerische und allgemein menschliche Gründe. Und das ist schön so.

Der Alternativmedizinpatient

Alternativmedizin ist ein wirkungsloses Wohlfühlaccessoire, das sich unser auf Effizienz getrimmtes Gesundheitssystem als gewissen Luxus leistet.

Der Alternativmedizinpatient kommt beschwingt aus der Apotheke, eine kleine weiße Papiertüte in der Hand. Darin: ein homöopathisches Mittel gegen hohe Cholesterinwerte. Keine Hammerdroge, keines von diesen brutalen Dingern, die das Cholesterin gnadenlos runterknüppeln. Sondern ein Mittel, das mild und ganzheitlich das Cholesteringleichgewicht wiederherstellt.

Der Alternativmedizinpatient kennt die Praktiken der Pharmaindustrie und kennt auch »die ganze Cholesterinstory« (→ Der Cholesterinpatient). Er lässt keine Chemie an sich ran und in sich rein. Schließlich erinnert er sich noch gut an den Lipobay-Skandal 2001, als Bayer »dieses dicke Problem gekriegt hat«. Damals war ein Präparat auf den Markt gebracht worden, das mit schweren Nebenwirkungen behaftet war. Es hatte sogar Tote gegeben.

Nun ist es heute kalt draußen, als der Alternativmedizinpatient aus der Apotheke kommt. Es hat gefroren. Er sieht in 200 Metern Entfernung seinen Bus kommen. Aber er muss sich sputen, um ihn zu kriegen, also startet er los. Nach 30, 40 Metern muss er stoppen. Ein widerwärtiger Schmerz in der linken Brust zwingt ihn dazu. Später wird er jedem, der es hören will, berichten, er habe geglaubt, »sein letztes Stündchen sei gekommen«. Womit er übrigens sehr nah an der Wahrheit liegt. Sein letztes Stündchen wird heute aber noch nicht kommen. Vorher nämlich, und um das zu verhindern, geht eine Medizinmaschinerie über ihn hinweg, die in jeder Hinsicht beeindruckend ist.

Der Alternativmedizinpatient erwischt an diesem Tag seinen Bus nicht mehr. Mit schmerzverzerrtem Gesicht und einem Anflug von Panik stürzt er in ein Bekleidungsgeschäft und »bricht zusammen«, auch das wird er später so mit diesen Worten beschreiben. In weniger als sieben Minuten ist ein Rettungswagen vor Ort. Mit Sanitätern, Arzt, Koffern voller Kanülen und Infusionen und Medikamenten, ein EKG-Gerät ist dabei, ein Defibrillator, selbst ein tragbarer Beatmungsapparat. Der Schauplatz des Geschehens wird später den Schrecken und das Ausmaß der Interventionen ahnen lassen. Leere Spritzen, aufgerissene Verpackungen, Kanülen, Pflasterreste, Infusionsflaschen, Blut auf dem Teppich. Die Verkäuferinnen werden noch lange davon erzählen.

Der Alternativmedizinpatient hat einen Herzinfarkt durchgemacht, Kammerflimmern, ist mit dem Defibrillator wieder in Takt gebracht worden, erhielt Schmerzmittel, Nitrate, Blutverdünnungsmittel, Herzrhythmusmedikamente, er bekam Spritzen in die Vene und Sauerstoff in die Nase, wurde an Monitore angeschlossen und dann mit Tatütata ins Krankenhaus gebracht. Hier ging es weiter: Mit Herzkatheter, Stent und Intensivstation, er hatte sich dann noch eine Lungenentzündung und einen Harnwegsinfekt zugezogen, aber schließlich war auch das dann alles vorbei. Der Patient machte sich auf zur Reha. Und nach vier Wochen ist er fast wieder der alte. Er nimmt jetzt Aspirin, einen Betablocker, einen ACE-Hemmer und einen Cholesterinsenker. Und die Homöopathie behält er sich für kleinere Beschwerden vor. Und als unterstützende Maßnahme für sein Herz-Kreislauf-System.

Der Alternativmedizinpatient besteht, medizinisch gesehen, aus zwei Personen. Da ist einmal der Patient, der homöopathische Medikamente nimmt, einer Säftelehre anhängt, die Blut, Schleim, gelbe Galle und schwarze Galle unterscheidet und von Kraftfeldern in seinem Inneren weiß. Und der Patient, der halbtot zusammenbricht und mit Elektroschocks, Chemie, beschichteten Gitterröhrchen, die unter Röntgensicht über einen Katheter in seine verengten Herzkranzgefäße geschoben werden, aus dem Jenseits wieder in die warme Welt der Naturheilkunde und der sanften Medizin geholt wird. Er ist dankbar, dass ihm geholfen wurde. Zum Abschied aus dem Krankenhaus spendiert er ein Buffet und den Mitarbeitern der Intensivstation hinterlässt er einen größeren Geldbetrag. Die Sanitäter und den Arzt, die ihn in dem Kleiderladen mit Elektroschocks und Spritzen wieder »zurückgeholt« haben, wie er sagt, sucht er vor seiner Entlassung persönlich auf und dankt (→ Der Dankbare). Er weiß, was auf dem Spiel gestanden hat, und er weiß, er hat Glück gehabt. Aber eines ist ihm nie klar geworden und wird ihm auch nie klar werden: seine Schizophrenie. Mal überspitzt gesagt.

Denn die Welt der Homöopathie, der Naturheilkunde, der Säfte und Kräfte hat nichts, aber auch gar nichts zu tun mit der Episode zwischen seinem Zusammenbruch und der Reha. Diese ganze Welt existierte einfach nicht in dieser Phase seines Lebens. Zum Glück, würde der Patient sagen. Er wäre wahrscheinlich überrascht gewesen, wenn in den Koffern und Taschen der Rettungssanitäter Homöopathika in hoher Verdünnung gewesen wären und ein Akupunkturbesteck. Völlig selbstverständlich nimmt er an, dass eine Intensivstation nach strengen, rein schulmedizinischen Regeln funktioniert, dass es Kontrollen gibt, Qualitätsstandards, permanente Anpassungen an neue Erkenntnisse. Und genauso selbstverständlich kehrt er danach in seine Parallelwelt zurück.

Und die wird auch weiterhin funktionieren. Das hat einfache Gründe. Der Alternativmedizinpatient schätzt nicht nur die alternativen Heilmethoden, er fühlt sich auch schneller krank als andere (→ Der Bagatellpatient). Alternativ heilen und Befindlichkeitsstörungen überbewerten gehören zusammen. Es ist ein System, das sich aufschaukelt. Nämlich so: Schnupfen, Unwohlsein, ein banaler Infekt, etwas schlapp sein: All das spricht natürlich gut auf liebevolle Zuwendung, Tees, naturheilkundliche Methoden und Homöopathie an. Aus welchen Gründen auch immer. Und nach drei bis vier Tagen geht es uns ja auch schon mal deutlich besser. Die Wirksamkeit dieser Maßnahmen geht in das Krankheits- und Wiederwohlfühlgedächtnis des Alternativmedizinpatienten ein. Beim nächsten Mal wird es wieder funktionieren, das Sich-krank-Fühlen, das Heilwerden und Gesundsein.

Die Alternativmedizin wirkt, weil sie sich die passenden Krankheiten auswählt. Die Schulmedizin muss sich mit dem unangenehmen Rest rumschlagen, wie den ekligen Fettplaques in den Herzkranzgefäßen, die genau zur Unzeit einreißen und die ganze grauenhafte Kaskade einleiten, die einen Infarktpatienten auf die Bretter legt.

Die Angehörigen

Die Angehörigen sind die obligatorische Dreingabe zum Patienten, ohne die es nicht geht und mit denen es noch schlechter geht.

Angehörige nerven. Co-Patienten. Am schlimmsten erwischt es den Kinderarzt. Er hat das Kind, die Mutter und die Großmutter am Hals. Und da bekanntlich der Mensch im Alter wieder zum Kind wird, hat auch der Gerontologe – das ist der, der sich mit den ganz Alten und Gebrechlichen beschäftigt –, wieder drei Patienten. Allerdings nicht, wie man jetzt in Analogie vermuten könnte, in Form von Greisin, Tochter und Enkelin, sondern meistens in einer Variante: Greis oder Greisin, Tochter und der dazugehörende Ehegatte.

Angehörige internistischer Patienten sind immer Frauen oder Mütter. Männer nicht. Mit »Lass mich das mal erklären!« übernimmt die Ehefrau gerne die Regie im Gespräch. Der dazugehörige Mann hat diese Rollenaufteilung meistens bereits vor Jahren oder Jahrzehnten eingeübt. Vielleicht ist er sogar schon in eine gewisse Abhängigkeit gerutscht. »Erzähl du mal«, sagt er dann, mit einem Blick auf die Ehefrau, oder: »Meine Frau schickt mich.« (→ Der Delegierende) Die Ehefrau ist dann zwar nicht im Zimmer, aber sie ist doch dabei. Der Patient, der von seiner Ehefrau geschickt wird, hat sich meistens schon vor langer Zeit in sein Schicksal gefügt bzw. in seiner Abhängigkeit eingerichtet und ist nun so weit gekommen, dass er in allen kritischen Situationen seine Frau vorschiebt.

Die Mutter, die mit ihrem Kind beim Kinderarzt vorstellig wird, gehört natürlich zur Behandlungssituation einfach dazu. Ohne sie geht es nicht. Die Mutter, selten der Vater, ist vielleicht anstrengender, aber immer obligatorischer Co-Patient. Je älter das Kind wird, desto mehr verschieben sich die Konstellationen. Beim Kleinkind ist die Mutter der natürliche Begleiter des Kindes. Sie hält es auf dem Schoß, gibt ihm Halt und Geborgenheit, wenn der Doktor mit Spatel, Ohrspiegel und Stethoskop dem kleinen Patienten auf die Pelle rückt. Sie ist die natürliche Verbündete des kleinen Wesens. Doch später – das beginnt ganz schleichend – wird sie zum Gegner. Der kleine Patient beginnt, ein eigener Mensch zu werden, und seine Ansichten weichen vielleicht von denen der Mutter ab. Was die Mutter stört und was sie keinesfalls akzeptiert. Und so wird schließlich die Mutter zur Ursache der Beschwerden, die sie mit ihrem nicht mehr ganz so kleinen oder schon pubertierenden Kind zum Kinderarzt gehen lässt. Je älter die Kinder werden, desto häufiger ist die Mutter die Krankheit, für deren Therapie sie sich hält (wenn dieses abgewandelte Zitat frei nach Karl Kraus hier einmal erlaubt ist).

Wenn das Kind dann aus dem Haus ist und eigene Wege geht, konzentriert sich die Mutter und Ehefrau krankheitstechnisch auf ihren Mann. Sie nölt rum, verbietet ihm Alkohol und Zigaretten, und spätestens wenn er irgendwann in Rente geht, hat sie ihn im Griff. Der Mann klinkt sich aus dieser Beziehung bekanntermaßen irgendwann aus und stirbt. Mit einer Lebenserwartung, die so weit unterhalb derjenigen seiner Frau liegt, dass der Altersunterschied zwischen beiden noch einmal akzentuiert wird und in den Altenheimen dann eine klare Dominanz des weiblichen Geschlechtes besteht.

Und jetzt kommt es zu dieser verhängnisvollen Umkehr des Abhängigkeitsverhältnisses von Mutter und Kind, die den Mikrokosmos Altenheim (→ Der Altenheimpatient) so quälend prägen kann. All die dominierende Zuwendung, die Mutter ihren Kindern hat angedeihen lassen, wird ihr jetzt selber zuteil. Die Angehörigen kommen und fragen, ob sie ihre Tabletten genommen hat, genügend isst, genug trinkt, regelmäßig Stuhlgang hat und ob die Windeln ordnungsgemäß gewechselt werden.

Angehörige und Altenheim. Ein brisantes Thema. Hier kommt alles zusammen, was es für ein echtes Drama braucht. Verkorkste Beziehungen, Abhängigkeiten, Schuldgefühle, Projektionen. Wahrscheinlich sind die Altenheime, Pflegeheime, Seniorenresidenzen notwendig. Wahrscheinlich geht es wirklich nicht ohne sie. Aber ohne Frage: Altenheime sind auch die Bühne bizarrer Psychospiele, die den Akteuren meistens nicht bewusst sind.

Nur die Abgebrühtesten unter uns geben ihre Eltern ins Altenheim ohne ein ganz klein wenig ungutes Gefühl. So im Sinne von: Ideal ist es nicht, aber es geht wohl nun mal nicht anders. Ein bisschen schlechtes Gewissen bleibt. Und dieses ist nicht selten die Triebfeder für die verquere Situation im Altenheim. Die Mutter geht mit ihrem Kind zum Arzt, weil sie sich Sorgen macht, weil sie es liebt. Mutterliebe ist ein edles Gefühl. Aber es ist natürlich auch ein primitiver Instinkt: Die Mutterliebe ist ein Trieb, der bei Ratten genauso funktioniert wie bei Menschen. Ganz anders sieht das im Alter aus. Die Liebe zu den vergreisenden, nörgelnden und nervenden Eltern ist kein Trieb. Sie ist Pflicht. Ratten kümmern sich nicht um ihre Alten.

In den Zehn Geboten steht darum auch: Du sollst Vater und Mutter ehren. Darin steht nicht: Du sollst deine Kinder lieben. Warum wohl nicht? Weil jeder seine Kinder liebt. Nicht aber die alten Eltern. Das ist Pflicht und Fron. Die Pflege aus Pflicht und die Abgabe der Pflicht an eine professionelle Institution führen zu Schuldgefühlen. Nicht immer, aber oft. Und dann entsteht eine völlig neue Dynamik. Je mehr wir uns selbst aus der Liebe und der Pflicht verabschieden, desto kategorischer wird die Forderung nach maximaler Betreuung, Zuwendung, Versorgung durch andere. Nämlich die Altenpflegerinnen, die mit Engelsgeduld nicht nur die Marotten ihrer dementen und inkontinenten Pfleglinge ertragen, sondern auch deren noch wesentlich schlimmere Töchter und Söhne. Die ihre Schuldgefühle hinter permanenten Nörgeleien, Kontrollen und Forderungen verstecken.

Aber es gibt auch die andere Seite. Es gibt diese seltsamen Ehefrauen, die sich nach jahrzehntelangem Ehe-Martyrium aufopfern und jahrelang ihre gelähmten und dementen Ehemänner pflegen. Auch das Positive soll nicht unerwähnt bleiben.

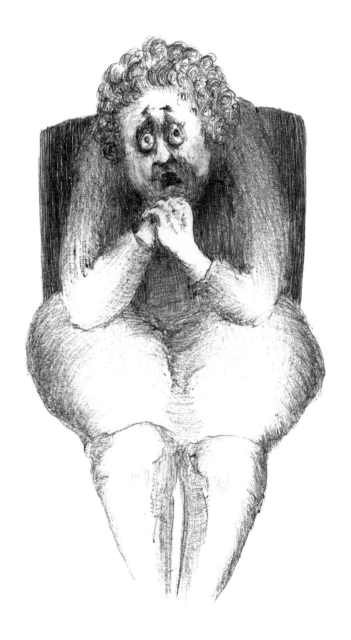

DER ÄNGSTLICHE

*Angst ist das Mittel unserer Herrschaft,
mit der wir alle im Griff haben.*

ANGST UND ARZT: Zwei, die sich mögen. Ärzte können Angst nehmen, sie können Angst machen. Der Patient mit Angst ist der Mann, der Blut im Stuhl bemerkt hat, und die Frau, die einen Knoten in der Brust getastet hat. Das ist der Mann mit den plötzlichen Herzschmerzen und die Frau, die zur Magenspiegelung kommt.

Wir leben in Deutschland in einer sicheren Welt. Es gibt keine Hungersnöte und keine Erdbeben. Schlimme Seuchen wie die verheerenden Pestzüge im Mittelalter, die Pocken und die Cholera hat kein lebender Mensch in Deutschland am eigenen Leib erfahren. Eigentlich kann man jedem in Deutschland sagen: Grund zur Angst vor Krankheiten besteht nicht. In aller Regel nicht und mit großer Wahrscheinlichkeit nicht.

Und doch ist die Angst überall gegenwärtig. Vielleicht sogar stärker als zu objektiv wesentlich unsichereren und gefährlicheren Zeiten. Angst vor Krankheit ist für Millionen Menschen ein latent vorhandener und immer wieder virulenter Bestandteil ihrer allgemeinen Befindlichkeit.

Der Ängstliche sieht sich in einer schwierigen Situation. Es ist die Medizin, die Angst verbreitet, es sind die Ärzte, die Angst machen, teils unbewusst, teils gezielt. Der Ängstliche hat Angst vor dem Krebs, der immer kommen kann, Angst vor dem Cholesterin, das die Herzkranzgefäße verklebt, oder vor dem Blutdruck, der zum

Schlaganfall führt. Und ausgerechnet dann muss er einen Arzt aufsuchen, der ihm zusätzlich Angst macht. Manchmal eine gemeine Sache.

Es ist für einen Arzt ein Leichtes, Angst zu verbreiten. Er kann ganz plump daherkommen: »Ihre Leberwerte sind ja eine Katastrophe.« Oder: »Wie lange laufen Sie denn mit diesem riesigen Knoten schon rum?« Oder: »Ihr Herz sieht im Röntgenbild ja aus wie ein ausgelatschter Stiefel.« Oder: »Da hätten Sie wirklich schon mal eher kommen können.« Das Ganze kann auch mimisch unterstrichen oder allein durch Blicke vermittelt werden. Der entsetzte Ausdruck, die bedenkliche Miene, das Kopfschütteln.

Hochwirksam bei der Verbreitung von Angst kann auch der Einsatz einzelner Worte sein, frontal offensiv oder auch eher so nebenbei fallengelassen. »Krebs« gehört zu diesen Worten, »Tumor« auch. »Natürlich kann daraus auch ein Krebs entstehen.« Mit so was hat man dem Patienten erstmal ein paar schlaflose Nächte bereitet. Aber auch wenn man genau das Gegenteil sagt, lässt sich das Gleiche erreichen: »Ein Krebs ist das bestimmt nicht« kann die gleiche Wirkung haben. Allein das Wort »Krebs«, das da plötzlich im Raum steht – es wird aufund mit nach Hause genommen, wo es dann ein quälendes Eigenleben entwickelt, das sich schließlich tatsächlich krebsartig in die Befindlichkeit unseres ängstlichen Patienten hineinfrisst. Man kann da als Arzt gar nicht genug aufpassen.

Manchmal ahnt man gar nicht, welche Wirkung ein Wort, ein Blick, ein Schweigen haben können. Wenn ich eine Magenspiegelung bei einem Patienten durchführe, entnehme ich in aller Regel eine Gewebeprobe zur Untersuchung auf Helicobacter pylori, ein Bakterium, das bei den meisten von uns harmlos in der Schleimhaut sitzt und nichts Böses tut. Aber manch ein Patient möchte wissen, ob er so etwas hat. Darum die Probe. Aus unauffälliger Schleimhaut, völlig harmlos, und ich sage das den Menschen auch, die ich spiegele. Aber trotzdem rufen sie mich nach einigen Tagen an und fragen nach dem Ergebnis der feingeweblichen Untersuchung und sind erleichtert, dass alles in Ordnung ist. Und nicht irgendwas Bösartiges vorliegt. Etwas Bösartiges, von dem ich nie gesprochen habe, an das ich nie gedacht habe, auf das auch nie auch nur ein Verdacht bestand. Und wenn ich dann frage: »Aber sagen Sie mal, wieso haben Sie sich denn solche Sorgen gemacht? Es war doch alles in Ordnung«, höre ich vielleicht: »Herr Doktor, Sie haben nach der Spiegelung so ernst geguckt.« Seltsame Welt der Wahrnehmung: Ich versuche zwar immer ernst und seriös auszusehen, aber es gelingt mir so selten. Und gerade dann, wenn ich es nicht tue, wirkt es so.

Mit der Angst, die wir Ärzte verbreiten, unterstreichen wir natürlich auch unsere eigene Bedeutung. »Das würde ich nicht auf die leichte Schulter nehmen« beinhaltet auch: Das muss ärztlich abgeklärt, kontrolliert und im Zweifelsfalle therapiert werden. Auf jeden Fall: Das gehört in meine Zuständigkeit.

Angstmachen ist eine Kunst. »Sie hätten schon früher kommen müssen« ist plump. Die Sache mit der Magenspiegelung und der Probenentnahme ist ein Missverständnis. Die elegante Methode, Angst zu machen, geht anders. Nehmen wir einfach mal irgendeine harmlose Sache. Die Krampfadern zum Beispiel. Lästig, vielleicht sogar quälend. Aber bestimmt kein Stoff für Dramen. Jetzt kommt also dieser Krampfader-Patient und will wissen, was da zu tun ist. Die Sache ist schnell klar. Die Überweisung zum Phlebologen, zum Venenspezialisten, und dann wohl eine Operation. Klare Sache. Aber jetzt kommt's. Im Hinausgehen, schon beim Verabschieden, kann ich sagen: »Was ist denn das da?« Ein kritischer Blick. Die Nahsichtbrille wird aufgesetzt. Ein erneuter prüfender Blick, ein sanftes Tasten mit dem Zeigefinger. »Wie lange haben Sie das denn schon?« Ein kleiner Hautfleck im Winkel zwischen rechtem Auge und Nasenrücken. »Das? Weiß ich nicht.« »Na, das müssen wir aber im Auge behalten.« Damit ist der Zweifel gesät. Die Angst.

Der Anonyme

Anonymität ist die letzte Rettung des gläsernen Patienten vor den Vorschriften, Pflichten und Forderungen unseres Gesundheitssystems.

Den anonymen Patienten gibt es nicht im deutschen Gesundheitssystem. Anonymität plus Patient ist verboten. Dafür sorgt unsere Berufsordnung. Die verpflichtet den deutschen Arzt, über die in Ausübung seines Berufs getroffenen Feststellungen und Maßnahmen Aufzeichnungen anzufertigen.

Das betrifft eine Blinddarmoperation ebenso wie irgendeinen gemessenen Blutdruckwert oder ein kurzes Gespräch über den aktuellen Schnupfen. Alles muss zehn Jahre lang aufgehoben werden, und wenn innerhalb dieser zehn Jahre noch was dazukommt, vielleicht die Bestimmung des Cholesterinwertes, verlängert sich die Aufbewahrungspflicht um weitere zehn Jahre. Mindestens. Manche Sachen müssen noch länger aufbewahrt werden.

Und manche Sachen, dafür sorgt die EDV, und jetzt wird's interessant, verschwinden nie mehr aus dem System. Manche Angaben liegen irgendwo in irgendwelchen Dateien rum und kein Mensch weiß mehr davon: beim Hausarzt, im Labor, beim Pathologen, Radiologen oder Urologen, bei der Kurklinik, der Reha und der Rentenanstalt, der kassenärztlichen Vereinigung, der Krankenkasse oder beim Sozialpsychiatrischen Dienst. Es entstehen alptraumartig riesige Datensammlungen mit einem erschütternden Detailreichtum. Nicht nur der Blinddarm, der Blutdruck und der Schnupfen, auch der Alkohol, die Depressionen und die Lebenskrise. Alles wird dokumentiert, nichts geht verloren.

Der Durchschnittspatient weiß von all diesen Abgründen und Absonderlichkeiten des Kammerrechtes nichts. Natürlich, es erscheint ihm selbstverständlich, dass es eine Karteikarte gibt (früher) oder eine EDV (heute). Und er sieht mich auch schreiben oder, schlimmer noch, irgendwas in den Computer tippen, während er gerade von seinen Potenzproblemen oder der Schlaflosigkeit und den Alpträumen spricht. Und wenn er darüber nachdenkt, wird er auch wissen, dass ich ja irgendwoher mein Geld bekomme und dann zumindest so etwas wie einen Leistungsnachweis vorlegen muss. Aber eines weiß er nicht: dass ich alles, was auch nur irgendwie wichtig sein könnte, zu dokumentieren habe. Die Hämorrhoiden, den Fußpilz, den Blutdruck und die Frage, ob die Abgeschlagenheit vielleicht durch Aids verursacht sein könnte: Alles wird notiert, muss notiert werden. Manchmal dämmert es ihm vielleicht, dass da eine ganze Menge Stoff unter seinem Namen angesammelt ist, z. B. wenn er irgendwann mal einen zwölfseitigen Kurbericht in die Hände bekommt und er darin etwas von seinen Alkoholproblemen liest, die acht Jahre zurückliegen, oder von der Familienkonfliktsituation und seiner etwas narzisstischen Persönlichkeitsstruktur. Sicher, war alles irgendwo mal besprochen worden, in der Kur, in der Gruppe. Aber die Sache jetzt schwarz auf weiß zu sehen, elektronisch abgespeichert und für die Ewigkeit konserviert – das ist schon irritierend.

Beim nächsten Mal weiß er es besser. Er wird tarnen und täuschen, wenn er in die Mühlen der Gesundheitsindustrie gerät, und über die Dinge, die ihn wirklich beschäftigen, nur mit dem Arzt seines Vertrauens sprechen. Für das System wird er, in einigen Fragen, anonym bleiben wollen.

Noch gibt es den anonymen Patienten nicht. Noch muss alles dokumentiert werden, was gesagt wird und geplant ist. Der Begriff Schweigepflicht ist längst zu einer hohlen Floskel geworden. Der Wunsch nach Anonymität ist die angemessene Reaktion auf ein System, in dem lückenlos und von fast jedermann jederzeit abrufbar Informationen über die persönlichen und intimsten Daten bezüglich Gesundheit und Krankheit gesammelt, gespeichert, kontrolliert und ausgewertet werden.

Der Arztgeher

*Der Arztgeher ist das Produkt eines hochgezüchteten
und üppig finanzierten Gesundheitssystems und
die Qual seines Arztes – aber was wäre er ohne ihn?*

DER ARZTGEHER IST EIN DEUTSCHER MENSCH. Nirgendwo auf der Welt gehen so viele Menschen so oft zum Arzt wie in Deutschland. Im Frühjahr 2010 stellt die neu entstandene, größte gesetzliche Krankenkasse in Deutschland, die Barmer GEK, einen Arztreport vor, das Ergebnis einer Untersuchung des Patientenverhaltens im Jahre 2008. Danach haben in diesem Jahr 93 Prozent aller Deutschen mindestens ein Mal einen Arzt aufgesucht. Die durchschnittliche Zahl der Arztkontakte lag bei fast unglaublichen 18 pro Jahr.

Es gibt einen etwas bösartigen Witz: Im Wartezimmer des Arztes treffen sich immer wieder die gleichen älteren Damen. Eines Tages fehlt eine. Nach einigen Tagen ist sie wieder da. »Wo bist du denn gewesen?«, wollen die anderen wissen. »Ich konnte nicht kommen. Ich war krank.«

Zugegeben: etwas gemein. Aber hinter der Gemeinheit steckt auch eine Wahrheit, die sehr viel über den deutschen Arzt und unser Gesundheitssystem aussagt und vielleicht auch über unsere Gesellschaft: Der Arzt hat, über seine medizinische Kernkompetenz hinaus, noch zahlreiche andere Funktionen. Er ist Sozialarbeiter, Seelsorger, Psychotherapeut, Familienberater und einfach auch mal jemand, dem man etwas sagen kann und der vielleicht sogar mit einem Ohr zuhört. Manchmal ist er auch eine Art Mülltonne. Mein Vater, auch ein Arzt, zitierte immer, ich zwar weiß nicht wen, aber treffend:

»Der Arzt ist die Krone der Schöpfung und der Abtreter der Menschheit.«

Warum gehen so viele Menschen zum Arzt und warum so oft? Teilweise ist es natürlich das System, das die Menschen einlädt, zum Arzt zu gehen. Es gibt ja wirklich ein großes und komfortables Angebot. Die Kosten sind erstaunlich niedrig. Als vor einigen Jahren die 10 Euro Praxisgebühr eingeführt wurden, sollte dieses Eintrittsgeld die Zahl der Arztbesuche verringern. Eine Abschreckmaßnahme. Und für kurze Zeit wirkte die Maßnahme ja tatsächlich, und zwar wie zu erwarten in besonders starkem Maße bei den sozial Schwachen. Inzwischen gibt es für diese Menschen Sicherungssysteme, die wieder einen kostenlosen Zugang zum System ermöglichen, und die anderen Patienten haben sich an die Gebühr gewöhnt. In den ersten Tagen des neuen Quartals stehen sie mit ihrem 10-Euro-Schein am Tresen und bezahlen den Eintrittspreis. Und wieder steht ihnen alles offen.

Und sie scheinen sich wohlzufühlen, in den deutschen Praxen. Die Wartezeiten beim Arzt werden offenbar als nicht so schlimm empfunden. Und auch die Wartezeit auf Termine lässt sich bei guter strategischer Planung klein halten. Einfach frühzeitig und regelmäßig Termine für die Zukunft sichern, irgendwann wird man sie schon brauchen.

Das System schraubt sich aber auch selbst hoch. Weil so viele Patienten im Wartezimmer sitzen, hat der Doktor natürlich für den Einzelnen wenig Zeit. Im Schnitt acht Minuten pro Patientenkontakt, also zu wenig. Das heißt: Der Folgetermin ist vorauszusehen.

Aber das alles ist nicht der einzige Grund, warum so

viele Menschen in die Praxis kommen. Der Arztgeher hätte wahrscheinlich Schwierigkeiten, immer genau zu sagen, warum er gerade mal wieder zum Arzt muss. Vordergründig ist es meist ein medizinischer Anlass. Vielleicht ein Schmerz, eine Änderung der Befindlichkeit, die Kontrolle des Blutdrucks, ein Laborwert oder auch ein Check-up (→ Der Check-up-Patient). Aber oft spürt man, es ist noch mehr.

Der Arztgeher als Typus hat einige charakteristische Merkmale. Es besteht eine Tendenz zur Selbstbeobachtung (→ Der Protokollant), eine gewisse Unsicherheit, manchmal auch das Bedürfnis, die Verantwortung für sich und seine Gesundheit zumindest teilweise abzugeben (→ Der Selbstentmündiger). Manchmal erkennt man auch eine seltsam widersprüchliche Mischung aus Misstrauen und dem starken Willen, zu vertrauen (→ Der Vertrauende). Insgesamt ist er ein Mensch mit einer Instinktunsicherheit.

Für den Arzt stellt der Arztgeher ein ambivalentes Phänomen dar. Auf der einen Seite: Wir leben davon, dass die Leute kommen. Auf der anderen Seite: Geld gibt's ab dem zweiten oder dritten Besuch nicht mehr. Dann zahlen wir Ärzte drauf. Bei manchem Arztgeher ist diese etwas bittere Wahrheit noch nicht angekommen. Er glaubt, wenn er schön oft zu seinem Arzt geht, bekommt der auch schön viel Geld. Gut gemeint, aber leider falsch. Neben diesen ordinären Niederungen der Ökonomie kann der Arztgeher seinem Arzt noch andere Probleme bereiten. Die häufigen Arztbesuche können zu einer schleichenden Erosion des professionellen Arbeitens führen. Damit leben Arzt und Patient gefährlich. Über die Länge der Zeit stellt sich eine gewisse Nachlässigkeit ein.

Wer ständig kommt und nie so richtig etwas hat, wird schließlich auch dann nicht ernst genommen, wenn wirklich mal etwas vorliegt.

Und noch eine Variante kann unangenehm werden. Besonders für den Arzt. Der Arztgeher fühlt sich durch seine regelmäßigen Arztkontakte in gewisser Weise sicher. Deshalb kommt er ja. Aber diese Sicherheit ist nur scheinbar. Denn zahlreiche Krankheiten lassen sich einfach auch durch noch so viele Arztbesuche weder verhindern noch früh oder rechtzeitig erkennen. Der Lungenkrebs zum Beispiel, der relativ lange immer größer werden kann, ohne erkennbar zu sein. Oder der Bauchspeicheldrüsenkrebs. Auch Schlaganfall und Herzinfarkt können aus völligem Wohlbefinden, nicht voraussagbar, nicht verhinderbar, auftreten. Und wenn solch ein Ereignis eintritt, ergibt sich nicht selten eine etwas schräge Situation: »Warum hat mein Arzt das eigentlich nicht verhindern können, warum hat er es so spät bemerkt?«, fragt sich dann der Arztgeher. »Ich war doch immer da!« Und der Arzt hat keine Chance, die emotionale und inhaltliche Schieflage je wieder zu korrigieren. Der Schwarze Peter bleibt bei ihm hängen.

Bleibt noch eine Frage ungeklärt. 93 Prozent der Deutschen gehen mindestens ein Mal im Jahr zum Arzt. Was machen wir falsch? Was läuft verkehrt? Was ist mit den anderen 7 Prozent? Warum kommen die nicht auch zu uns? Es ist viel erreicht worden in Deutschland in den letzten Jahren. Aber es bleibt immer noch etwas zu tun. Für 2020 lautet das Ziel: 100 Prozent.

Der Arztsüchtige

Arztsucht ist das letzte Tabu unter den Süchten, für die es keine Therapie gibt, weil Dealer und Therapeut identisch sind.

Der Arztsüchtige ist 63 Jahre alt, hat etwas triefige Gesichtszüge, einen Siebentagebart und sitzt in Trainingshose und Unterhemd auf der Couch. Mit dem Outfit harmonieren seine Worte: klagend, nölend, weinerlich. Er ruft jeden Tag, fünf Tage die Woche, den ärztlichen Notdienst, am Wochenende auch mehrfach innerhalb von 24 Stunden. Und bestellt jedes Mal einen Hausbesuch. Wegen Bauchschmerzen, Brustschmerzen, Kopfschmerzen, mit Sorge um sein Herz, seinen Dickdarm, seine Divertikel und an ausgewählten Tagen auch wegen eines Ausschlags am Enddarm oder auf der Eichel.

Diesen Patienten gibt es in jeder Stadt. Man kann sich über ihn ärgern und viele Ärzte tun das auch. Er nervt aber auch wirklich. Besonders, wenn seine Nölerei umschlägt in Forderungen, und er womöglich beginnt, mit unterlassener Hilfeleistung und Braunschweiger Zeitung zu drohen, wenn man vorsichtig fragt, ob ein Hausbesuch wirklich nötig ist. Dann will man ihm schon mal die Meinung sagen. Ihn erziehen. Ihm die wirklichen Aufgaben des ärztlichen Notdienstes beibiegen.

Aber so etwas ist natürlich völliger Unsinn. Etwa so blödsinnig, wie einem Heroinabhängigen etwas von suchtfreier Lebensführung zu erzählen oder auf Zigarettenpackungen Warnhinweise über Lungenkrebs zu drucken. Er wird nämlich nichts verstehen. Denn er ist süchtig. Er ist abhängig von dem täglichen Ritual: Es ist abends, der Notdienst ist im Einsatz, da steht das Telefon.

Er weiß: Schon die Arzthelferin wird ihn unfreundlich behandeln, er wird lange warten, man fährt nämlich nicht gleich zu ihm, sondern zieht andere, kränkere Patienten vor. Und irgendwann steht dann ein Arzt in seiner Wohnung – Sinn und Ziel seines Strebens, seines Suchtdrucks. Manche behandeln ihn gut, manche gleichgültig, andere zeigen ihm ihre Verachtung, ihren Ärger, ihre Macht. Aber er wird es wieder tun. Fünfmal in der Woche.

Droge Arzt. Der Süchtige braucht sie. Er wird unruhig, wenn der Arzt nicht kommt, spätestens am dritten Tage gerät er in Panik, mit Zittern und Schweißausbrüchen und Herzrasen. Spätestens am dritten Tag braucht er ihn wirklich, den Arzt.

Was sage ich ihm, wenn ich ihn mal wieder besuche? Ich höre ihm erstmal zu und dann kommt immer der gleiche Spruch: »Wissen Sie, Sie müssen endlich mal lernen, für sich selbst Verantwortung zu übernehmen. Nicht immer nur andere einspannen (→ Der Delegierende). Sondern mit Ihren Bauchschmerzen (Brustschmerzen, Kopfschmerzen, dem Jucken an Anus und Eichel) einfach mal selbst zurechtkommen.« Ich weiß zwar, es bringt nichts, aber was soll ich tun? Dann gehe ich.

Droge Arzt. Eine unter vielen. Die meisten Menschen in Deutschland trinken gelegentlich oder regelmäßig Alkohol und leben ganz gut damit. Aber manche werden süchtig und trinken zu viel, werden krank und sozial auffällig und für ihre Umgebung zu einer Last. So ist das auch mit der Inanspruchnahme des Arztes. In Maßen gut, aber es besteht Suchtpotential. Und dann stehen wir da und haben diesen Patienten, der jeden Tag den Notarzt ruft. Das ist die Kehrseite. Ich verhökere das Gift und predige Abstinenz. Der Arzt, dein Freund und Dealer.

Der Aufgeklärte

Aufklärung ist gesellschaftlicher Wille, Forderung, Programm – oder doch eher Traum, Illusion, Selbsttäuschung?

DER AUFGEKLÄRTE KOMMT IM BEWUSSTSEIN seiner Kenntnisse in die Praxis. Er weiß Bescheid. Er ist ja nicht dumm und hat sich klug gemacht. Das ist ja heute auch leichter möglich als vor zehn Jahren, als man sich schon aufgeklärt fühlte, wenn man den Pschyrembel, die Rote Liste und den Gesundheits-Brockhaus im Haus hatte. Ohne Frage, der Aufgeklärte heute weiß mehr als der Patient im Jahre 2000. Genau das weiß er und tritt entsprechend selbstbewusst seinem Arzt gegenüber. Eines vergisst der Aufgeklärte. Nicht nur sein Wissensstand ist höher als vor zehn Jahren. Sondern die Medizin ist auch komplizierter geworden. Wesentlich komplizierter.

Aber das ist es nicht, was dem Aufgeklärten gelegentlich eine etwas traurig-komische Aura gibt. Es ist eine andere, banale Tatsache. Wenn Arzt und Patient sich begegnen, ist der Arzt gesund und der Patient krank. Er kann sich noch so sehr informieren und klug machen, er bleibt immer Betroffener. Und das trübt, nachweislich, das Erkenntnis- und Urteilsvermögen. Angst macht dumm. Der 23-Jährige, der unter Blähungen leidet und glaubt, die Ursache sei ein Darmkrebs, wird sich nicht durch Statistiken über die Seltenheit von Dickdarmkrebs in seinem Alter von seiner Sorge abbringen lassen. Und der 62-Jährige, bei dem nun wirklich ein Dickdarmkrebs festgestellt wurde, wird außerstande sein, eine nüchterne Bestandsaufnahme zu machen und einen ausgewogenen Plan für die Zukunft.

Das weiß der Aufgeklärte aber nicht so genau und darum erwartet er selbstverständlich, in alle Entscheidungen gleichberechtigt einbezogen zu werden. Das ist auch gut und richtig so, hat manchmal aber auch seinen Haken. Was immer wir tun oder lassen, wozu wir raten und wovon wir abraten – immer klären wir den Aufgeklärten darüber auf, warum wir es tun, was passiert, wenn wir es nicht tun, und was wir stattdessen tun könnten.

Beispiel Darmspiegelung. Wichtig bei Bauchschmerzen, Blutung, Durchfall. Und ganz allgemein als Krebsvorsorge. In aller Regel sicher durchzuführen, aber immer mit einem Verletzungsrisiko verbunden. Bei einigen Patienten hält die Darmwand, anders als bei anderen Untersuchten, dem Druck des Endoskopes einfach nicht stand und wird perforiert. Dann muss operiert werden. Es ist eine bekannte statistische Größe: Irgendwann, bei irgendwem passiert es. Wenn man nicht bereit ist, dieses Risiko zu tragen, darf man sich nicht spiegeln lassen.

So wird der Patient vor jeder Spiegelung aufgeklärt. Auch über das Perforationsrisiko. Mit seiner Unterschrift unter dem Aufklärungsbogen bestätigt er, dass er aufgeklärt wurde und nun in die Untersuchung einwilligt. Wenn es zu einer Perforation kommt und die Unterschrift fehlt, weil der Patient vergessen hatte zu unterschreiben, wird es brenzlig für den Arzt. Nicht selten zieht sich das Opfer der Perforation dann in eine selbst gewählte Unmündigkeit zurück und streitet, allein wegen der fehlenden Unterschrift, glattweg die Kenntnis der Risiken und die Einwilligung zum Eingriff ab – und degradiert damit die ernst gemeinte, einvernehmliche Aufklärung zu einer juristischen Formalie ohne tieferen Sinn. So etwas schmerzt den Arzt und hinterlässt Spuren, die seine weitere Arbeit und sein Bild von einer Arzt-Patient-Beziehung auf gleicher Augenhöhe beeinflussen. So etwas lässt ihn misstrauisch und illusionslos werden. Und er wird in Zukunft natürlich nicht nur besser auf die Unterschrift achten, sondern, noch intensiver, auf die Inhalte der Aufklärung, noch mehr auf die Risiken und Gefahren eingehen. Aber er darf es nicht übertreiben. Denn wenn er das tut und sein Gegenüber zu sehr verschreckt, bekommt er wieder ein Problem. Wenn der Aufgeklärte nämlich vor lauter Angst vor dem, was bei all den Untersuchungen passieren könnte, diese ablehnt und dadurch zu Schaden kommt, steckt auch wieder der Arzt in der Klemme und sieht sich, wenn es dumm läuft, vor den Richter gezerrt.

Es ist aber noch komplizierter, nämlich so: »Das ist doch aber hoffentlich kein Krebs«, sagt die Frau. Sie ist etwa 75 Jahre alt, und ich habe gerade eine Probe aus einem Tumor im Dickdarm genommen. Der Tumor sah schon aus, als ob er bösartig sein könnte. Aber Sicherheit hierüber habe ich erst, wenn die feingewebliche Untersuchung vorliegt. Also sage ich: »Ich will ehrlich sein. Es könnte schon sein, dass das Krebs ist. Wir müssen jetzt mit der Unsicherheit leben und das Ergebnis der feingeweblichen Untersuchung abwarten. Aber eins ist sicher: Das Ding muss raus.« Nach vier Tagen haben wir den Befund. Es ist ein Dickdarmkrebs. Jetzt muss ich die Frau darüber aufklären. Sie sitzt mir gegenüber. »Gut, dass Ihr Hausarzt Sie so gedrängt hat, sich spiegeln zu lassen«, fange ich an. »Denn in den Proben hat der Pathologe schon bösartiges Gewebe gefunden. Jetzt muss operiert werden und dann haben Sie sehr gute Chancen, dass alles entfernt werden kann und die Sache für Sie erledigt ist.«

»Aber Krebs ist das doch nicht, oder?« fragt mich die Frau. »Na ja«, sage ich wieder, »der Pathologe hat schon bösartige Zellen beschrieben. Also, das heißt, es handelt sich schon um einen Krebs. Er ist noch klein und man kann ihn bestimmt gut operieren.« Wir sprechen dann noch etwas über die Operation und wie lange alles dauern wird, über die Folgen. Ganz zum Schluss, sie ist schon aufgestanden, schaut sie mich erleichtert an. »Ich bin nur froh, dass es nichts Bösartiges ist.«

Was die Frau hier demonstriert, ist ein gekonntes Stück Verdrängung (→ Der Verdränger). Aber es zeigt auch die Grenzen der Aufklärung. Sie will einfach nicht aufgeklärt sein. Und das muss ich, nach dem dritten Anlauf, wohl erstmal akzeptieren.

Der Aufgeklärte ist eine Illusion. Nicht nur versteht er das Problem in aller Regel nicht. Beim Aufklärungsgespräch über die Untersuchungen, die Krankheiten und die Prognosen bleibt es meine Aufgabe zu entscheiden und zu verantworten, wer wie weit und worüber aufgeklärt wird. Noch funktioniert das. Irgendwie. Aber ich vermute: Es kommt die Zeit der total brutalisierten und formalisierten Form der Aufklärung. Über die tatsächliche intellektuelle Verständnisfähigkeit und die emotionale Belastbarkeit des Patienten hinweg.

Der Bagatellpatient

Das Bagatellleiden umfasst das riesige Spektrum zwischen kerngesund und schwer krank und verengt sich auf das Gefühl: »Es geht mir nicht gut, ich brauche ärztliche Hilfe.«

Der Bagatellpatient fühlt sich total mies. Schon seit vorgestern. Es hatte ganz harmlos angefangen, mit einem Kratzen im Hals. Aber jetzt: Völlig fertig. Kaum geschlafen. Und die Nase ist zu, Fieber 38,6. »Mich hat's voll erwischt.« Dann kommt von mir das Übliche: »Wird wohl eine Erkältung sein, ein bisschen schonen, muss man durch, zwei Tage, manchmal auch fünf, wenn's hoch kommt eine Woche, brauchen Sie eine Krankmeldung?«

Aber diesmal ist es komplizierter. Der Bagatellpatient fragt mich, ob er nicht sicherheitshalber – den Namen des Präparats verschweige ich jetzt – nehmen soll. »Können Sie machen«, sage ich, »aber ich würde das Geld lieber sparen und für was Besseres ausgeben, eine Flasche Rotwein vielleicht. Nützen tut das Zeug nämlich nichts.« Das war ein Fehler. Denn damit reize ich den Bagatellpatienten zum Widerspruch. »Ich weiß«, sagt der Bagatellpatient, »manche Ärzte halten davon nichts. Aber es gibt damit sehr gute Ergebnisse.«

Ich habe heute etwas Zeit und darum erkläre ich dem Bagatellpatienten, wie ich die Sache sehe. Ich sehe sie so: Völlige Gesundheit und schwere Krankheit bilden zwei Pole in der Befindlichkeit des Menschen. Ich lege ein DIN-A4-Blatt vor den Patienten, quer. Er sitzt mir gegenüber. »Hier«, sage ich und mache einen langen Strich. »Das sind Gesundheit und Krankheit.« Ich kann ziemlich gut auf dem Kopf schreiben und zeichnen. Das mache ich manchmal, um meinem Gegenüber zu imponieren. »Also hier, ganz links auf der Skala, das ist völliges Wohlbefinden. Und hier«, sage ich und zeige auf das Ende des Striches rechts, »das ist richtig krank. Gebrochener Arm oder Krebs oder so was. Und das Spektrum therapeutischer Bemühungen reicht von gar nichts tun über ein Aspirin, ein Antibiotikum bis zur Operation, Chemotherapie und Bestrahlung.«

Der Bagatellpatient ordnet bereits die Beschwerden, die ganz links auf der Achse liegen, die Bagatellen, als gravierend und behandlungsbedürftig ein. Denn man hat ihm oft genug gesagt: »Nehmen Sie die Signale Ihres Körpers ernst, verschleppen Sie nichts, Ihre Gesundheit ist wichtig, gehen Sie zum Arzt.« (→ Der Hypochonder) Ärztliche Fürsorge, ärztliche Wichtigkeit und der Leidenswille des kranken oder kränkelnden Menschen ergänzen sich einander aufs Prächtigste. Und jetzt komme ich und empfehle, statt in Medikamente in Rotwein zu investieren. So etwas mache ich auch nicht mit jedem. Aber manchmal erkläre ich schon, wie ich Gesundheit und Krankheit sehe.

Meine Vorstellung von Krankheit liegt auf der Achse zwischen völligem Wohlbefinden und schwerer Krankheit ganz woanders als die des Bagatellpatienten. Deutlich weiter auf der Seite der schweren Krankheit. Mit seinen Beschwerden würde ich mich nicht für krank halten. Und erst recht nicht für behandlungsbedürftig. Ich muss gestehen: Meine Vorstellungen von Gesundheit und Krankheit sind nicht unbedingt überall anerkannt. Ganz im Gegenteil. Der Bagatellpatient sieht sich, im Gegensatz zu mir, von höchster Stelle bestätigt. Von der Weltgesundheitsorganisation, der WHO. Die hat nämlich eine radikale Idee von Gesundheit: Gesund ist, so sagt sie, der Zustand umfassenden körperlichen, seelischen und sozialen Wohlbefindens. Und da die meisten Menschen eine reduzierte Vorstellung von Gesundheit und Krankheit haben, schließen sie: Wenn ich nicht ganz gesund bin, bin ich krank. Also ist auch der Bagatellpatient erstmal krank.

Die WHO-Definition: Was sagt sie uns? Ich glaube zuallererst: Wir wollen, dass es allen Menschen gut geht. Wir wollen uns nicht mit halben Sachen begnügen. Wir wollen Wohlbefinden für alle, umfassend und in allen Lebensbereichen. Sicher ein nobler Gedanke. Leider mit einem Pferdefuß. Auf diese Weise machen wir die Menschheit krank. Wir machen sie unmündig und blind für die Tatsachen und Normalitäten eines Organismus innerhalb seiner Umwelt, die auch mal einen Infekt mit sich bringt. Ich halte die WHO-Definition für realitätsfern, statisch, infantil. Ich halte sie für Quatsch.

Der Behandlungsfehlerpatient

In Zukunft werden in einem normierten Gesundheitssystem Arztfehler rasch erkennbar sein – und Patientenfehler auch.

Der Behandlungsfehlerpatient ist das Opfer von Ärztepfusch. Von Inkompetenz. Von unzureichender Aufklärung. Noch. Denn das System lernt. Und wird immer perfekter. Immer mehr Sicherungssysteme machen Operationen immer sicherer, immer bessere Qualitätsmaßstäbe setzen sich in der Behandlung von chronischen Krankheiten durch. Krankheit, ihre Diagnostik, Prävention und Therapie, wird immer mehr normiert. Und Abweichungen von der Norm werden dank immer engmaschigerer Kontrollen immer früher erkannt.

Und an dieser Stelle kann es für den Patienten brenzlig werden. Behandlungsfehler – da denken wir immer an die Fehler der Ärzte. Und die sind in diesem riesigen System von Arzt–Krankheit–Patient quantitativ von ziemlich untergeordneter Bedeutung. Der Patient, der nach einem Eingriff am Herzen in einem kleinen Krankenhaus unbemerkt verblutet, weil die Kontrollstandards einfach miserabel sind, das falsche Bein, das amputiert wird, oder das falsche Medikament auf dem Rezept – alles übel, manchmal fatal für den Einzelnen, aber für die Gesamtheit der Behandlungen, für die Gesamtheit unseres Gesundheitssystems erstaunlich irrelevant. Im Hinblick auf das Wohlergehen großer Gruppen, im Hinblick auf die tatsächlichen Risiken eines Lebens, im Hinblick auf Lebensqualität und Lebenserwartung ist das Risiko eines Behandlungsfehlers verschwindend gering. Wahrscheinlich ist eine Fahrt auf der A 2 von Berlin nach

Köln um Grade gefährlicher als eine Gallenblasenoperation.

Worüber kein Mensch spricht, aber bald viele sprechen werden, sind die anderen Fehler: die Patientenfehler. Woran stirbt der deutsche Mensch? Was verkürzt seine Lebenserwartung, was macht ihn frühzeitig krank und was verursacht die Kosten? Es sind, ganz einfach, seine eigenen Fehler. Die er macht, weil er keine Ahnung hat, oder, was wesentlich häufiger ist, obwohl er es besser weiß. Der deutsche Mensch stirbt nämlich an Herz-Kreislauf-Erkrankungen, Krebs, Lungenerkrankungen. Und die sind, zum großen Teil, selbst verschuldet, zäh und ausdauernd über Jahrzehnte erarbeitet, Jahrzehnte, in denen genug Zeit gewesen wäre, alles anders zu machen. Rauchen ist der Klassiker. Verantwortlich für zigtausend Todesfälle pro Jahr, für Herzinfarkt, Herzschwäche, Raucherbein, Lungenkrebs, chronisch obstruktive Lungenerkrankung. Und darum wird der Raucher auch ordentlich gequält: mit Appellen, Rauchverboten, ständiger Nörgelei. Aber Rauchen hat Konkurrenz bekommen: Bewegungsmangel. Schlimmer als Rauchen. Verursacht mehr Herzinfarkte und Verkalkungen und Schlaganfälle. Schlimmer auch als das gute alte Cholesterin. Bewegungsmangel macht Übergewicht, Zuckerkrankheit, Bluthochdruck, Leberschäden, Nierenschäden und Arthrose. Und das alles kostet.

Eine Gesellschaft, die sich ein perfektes Qualitätsmanagement und höchste Sicherheitsstandards bei Diagnostik und Therapie finanziert, kann nicht zulassen, dass das alles einfach verpufft – weil der Gegenstand all der Mühen, der Patient, nicht mitspielt, wenn er selbst etwas tun soll. Abnehmen, vernünftige Ernährung, Bewegung, Verzicht auf Gifte und andere Risiken. Man wird es ihm sagen, man wird sein Wohlverhalten honorieren, man wird ihn andernfalls finanziell drangsalieren, man wird ihn haften lassen. Wer seine Zähne verliert, weil er nicht zum Zahnarzt geht, muss selbst zahlen. Wer nicht an der Krebsvorsorge teilnimmt und Krebs kriegt, wird finanziell an den Behandlungskosten beteiligt. Wer sich keinem Gewichtsreduktionsprogramm unterzieht, bekommt keine Fettsenker und keine Blutdruckmittel.

Krankenkassen, die über ein Arztfehlermanagement verfügen, und das tun sie alle, werden auch ein Patientenfehlermanagement einrichten. Schon heute sind chronisch Kranke (→ Der Chroniker) über Disease-Management-Programme der lückenlosen Kontrolle ihrer Kasse ausgesetzt. Und die Honorierung der Ärzte wird zunehmend an die Qualität der Behandlung gebunden sein. Und damit ist nicht nur der Arzt in der Pflicht, sondern auch der Patient.

Der Kunstfehler-Patient ist ein Relikt der 80er-, 90er-Jahre. Das frühe 21. Jahrhundert erlebt das Arztfehlermanagement und ein sich perfektionierendes medizinisches Dienstleistungssystem. Was kommen wird, ist das Patientenfehlermanagement.

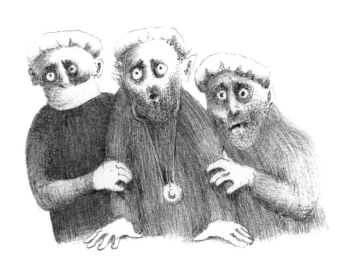

Der Burn-out-Patient

Burn-out ist das Leiden einer Gesellschaft unter ihrer hyperaktiven Sinnlosigkeit.

Burn-out nimmt zu. Immer mehr Menschen kennen es, immer mehr Menschen haben es. Es ist ein Massenphänomen, es ist eine Epidemie. Wie kommt das? Burn-out hat es auf der Hitliste wichtiger Erkrankungen weit nach vorne gebracht. Für Burn-out braucht man sich nicht zu schämen (→ Der Peinliche), Burn-out ist en vogue und verschafft Aufmerksamkeit (→ Der Privilegierte).

Die Beschwerden, die der Burn-out-Patient hat, gab es früher auch schon. Aber man nannte sie anders: urlaubsreif, überarbeitet, der Akku leer. Oder auch: Psychovegetativer Erschöpfungszustand oder Midlife-Crisis (gibt es die eigentlich noch?). Das ist heute anders. Wenn der Burn-out-Patient heute in Magazinen oder Illustrierten abgehandelt wird, kommen gern auch Leidensgenossen zu Wort, die eine »Odyssee von Arzt zu Arzt« hinter sich haben, die sich nicht ernst genommen fühlen, bis schließlich »ein Spezialist die Diagnose gestellt hat«. Burn-out als Diagnose.

Aber noch etwas hat sich geändert. Nicht nur ist Burn-out zu einer Krankheit avanciert, die vom Spezialisten diagnostiziert und therapiert wird. Auch die Erkrankten selber sind andere als in der Vergangenheit. Früher betraf Burn-out Menschen aus Berufen, die mit Zuwendung zu anderen zu tun haben, mit Helfen, Engagement für Kranke, Schwache, Hilfesuchende. Burn-out gab es bei Krankenschwestern und Sozialarbeitern, bei Seelsorgern,

Psychotherapeuten, Altenpflegern und auch bei Ärzten. Der Burn-out-Patient fühlte sich ausgenutzt und ausgelutscht, er gab immer nur ab und bekam nichts zurück. Der Burn-out-Patient früher hat sich für andere verbraucht.

Das ist heute anders. Der moderne Burn-out-Patient leidet nicht mehr unter anderen. Er leidet unter sich selbst. Oft ist er sogar prominent und erfolgreich (→ Der Prominente). Er ist Teil einer Gesellschaft egozentrischer Individuen, die hohe Erwartungen an sich selbst und an andere haben. Er ist das genaue Gegenteil des Burn-out-Patienten, wie wir ihn noch vor einigen Jahren kannten.

Der Burn-out-Patient hat im Internet recherchiert und dabei sich selbst gefunden. Jetzt will er ernst genommen werden, er sucht Zuwendung, er möchte als Kranker anerkannt sein. Unsere Gesellschaft ist darauf ausgelegt, ständig besser zu werden, sicherer, perfekter. Wir wachsen, expandieren, kommen nach vorn. Und übersehen eine unangenehme Gesetzmäßigkeit. Wir machen so lange Karriere, steigen auf und steigern unsere Leistungsfähigkeit, bis wir genau diejenige Stufe des Aufstiegs erreichen, die uns überfordert. Dann knicken wir ein, fallen um oder brennen aus. Wir haben uns überfordert. Und sind Burn-out-Patienten.

Aber da der Burn-out-Patient nichts anderes gelernt hat, da er das System von Aufstieg und Anspruch an sich selbst derart verinnerlicht hat, ist er weder fähig zu einer Analyse seiner Fehler noch zu einer Korrektur seines Verhaltens. Er stellt nicht etwa fest: »Meine Lebensplanung ist falsch«, sondern: »Ich bin krank.« Und an dieser Stelle schließt sich der Kreis von Erwartung, Selbstausbeutung, »Zusammenbrechen« und Funktionierensollen.

Die Erwartungen bleiben, die Medizin soll es richten. Eine Kur, eine Reha-Maßnahme, Wellness, all die Glücksangebote der Branchen, die sich in der Peripherie der Medizin etabliert haben, dienen nur einem Zweck: Unser Burn-out-Patient soll wieder so funktionieren wie vorher.

Der Burn-out-Patient ist Täter und Opfer. Er ist Täter in einer besinnungslos auf Effizienz und Perfektion getrimmten Gesellschaft, der das System trägt und weitertreibt. Und er ist Opfer dieser Gesellschaft und ihres Gesundheitssystems, das ihm einredet, er sei krank und benötige eine Diagnose und ärztliche Hilfe.

Der Check-up-Patient

Der Check-up ist die lukrative Umsetzung
des Totalitätsanspruchs der Medizin.

EIGENTLICH IST ER JA GAR KEIN PATIENT, kein Leidender. Meistens kommt der Check-up-Patient auch ganz wohlgemut in die Praxis. Er möchte sichergehen, dass alles in Ordnung ist. Der Check-up-Patient ist für gewöhnlich im besten Alter, so zwischen 35 und 50. Mit 35 erhält der Check-up-Patient erstmals von der Krankenkasse das Angebot, doch mal einen Check-up durchführen zu lassen. Dafür wird ihm dann sogar noch eine Prämie in Aussicht gestellt. Der ältere Check-up-Patient, also über 50, ist selten. Aus dem einfachen Grund, weil er mit 50 schon chronisch krank ist und sowieso öfter zum Arzt geht. Mit 50 gibt es den Blutdruck und das Übergewicht, die Wirbelsäule und den Senkfuß, man hat schon eine ganze Reihe von krankhaften Laborwerten, die irgendwann mal festgestellt wurden. Mit 50 ist niemand mehr gesund. Dafür haben wir schon gesorgt.

Der routinierte Check-up-Patient eröffnet das Gespräch humorig mit den Worten: »Ich wollte mir mal wieder bestätigen lassen, dass ich noch etwas zu leben habe.« Oder auch: »Ich will mich wieder mal so richtig gründlich durchuntersuchen lassen.« Der Erst-Check-up-Patient hat diese Souveränität noch nicht. Er beruft sich auf seine Krankenkasse, die ihm dieses günstige Angebot, einmal ärztliche Leistung als Gesunder in Anspruch zu nehmen, nicht nur anbietet, sondern obendrein noch mit Bargeld honoriert. Er trägt seinen Wunsch mit einem gewissen Verantwortungsbewusstsein vor. Aber man spürt doch, dass es ihm etwas peinlich ist, als gesunder Mensch zum Arzt zu gehen oder sich von seiner Krankenkasse dahin dirigieren zu lassen.

Check-up-Medizin ist in ihren Wurzeln so sozialdemokratisch wie der durchschnittliche Kassenpatient: Der möchte möglichst wenig Geld in einen großen Topf einzahlen, aus dem er dann möglichst viel wieder herausbekommt. Die Zukunft der Check-up Medizin ist allerdings prächtigste Marktwirtschaft.

Es waren die 1970er Jahre, man war im Aufbruch, alles schien machbar. Auch Gesundheit und ein langes Leben wurden zu einer Frage der Planung und des gesellschaftlichen Willens. Und es gab damals reichlich Geld im System. Die Ärzte begannen wirklich gut zu verdienen, die Kranken verschafften ihnen ein solides Basiseinkommen. Was lag näher, als nun noch an die vielen Gesunden heranzukommen? Durch Check-up-Programme. Die Sache lief sich warm und funktionierte.

Und heute? In Zeiten schlechter Stimmung, leerer Kassen, rationierter Leistungen? Hat Check-up da noch Zukunft? Und ob. Heute, sagt der Präventivmediziner, ist die Check-up-Medizin ein boomender Wirtschaftszweig in einem wachsenden Gesundheitsmarkt. Und der Check-up-Patient, das ergänze ich, ist der ahnungslose Kunde in diesem Markt, auf dem zwischen Krankenkassen und Gesundheitsindustrie einvernehmlich abgesprochene Leistungen angeboten und riesige Gewinne eingestrichen werden.

Ich gestehe, ich bin dabei. Und was mache ich bei einem Check-up? Ich spreche zunächst mit dem Patienten und fahnde nach Risikofaktoren wie Alkohol und Übergewicht. Oder nach Sicherheitslücken wie fehlenden Impfungen oder zu seltenen Cholesterinkontrollen. Und ich untersuche ihn. Hierbei bringe ich das ganze Repertoire meiner handwerklichen Kunst zum Einsatz. Manchmal staune ich selbst über meine Fertigkeiten. Das Fühlen und Tasten, das Klopfen und Abhorchen, das Aufsetzen des Stethoskops über dem Herzen, das Hineinhorchen in das Innerste des Lebensmotors, der konzentrierte Blick dabei. Das alles ist Vorsorgeuntersuchung und trägt zum Wohlbefinden des Check-up-Patienten bei. Der praktische Nutzwert tendiert gegen Null. Die Chance oder wahlweise das Risiko, dass ich beim Abklopfen des Brustkorbs oder beim Abhorchen der Lunge etwas finde, das nicht vorher schon in irgendeiner Weise aufgefallen wäre, ist gering. Das gilt für die Untersuchung der Atmungsorgane, aber auch für so ritualisierte Handlungen wie das Abtasten der Brust beim Frauenarzt oder die Untersuchung des Enddarms mit dem Zeigefinger.

Ich habe den Check-up-Patienten gern. Er ist meistens ein zufriedener Mensch. Die Krankheit steht nicht so im Mittelpunkt. Man kann mit ihm ein bisschen plaudern und erfährt etwas über das echte Leben da draußen, außerhalb der Praxis. Man kann ein wenig Angst machen und ihn dann wieder beruhigen. »Das kontrollieren wir in einem halben Jahr noch mal«, sage ich dann und entlasse ihn wieder in ein medizinisch sorgenfreies Leben. Ich mag ihn.

Aber die Check-up Medizin, die mag ich nicht. Ich mag sie nicht, weil ich sie für eine Mogelpackung halte. Und manchmal sage ich das einem Patienten auch, aber nur, wenn ich das Gefühl habe, er kann das richtig einordnen. Ich verkaufe die Illusion von Sicherheit und inszeniere mich gegenüber meinem unwissenden Opfer als der wissende, kompetente Prognostiker, der Gesundheit fest- und langes Leben in Aussicht stellt. Aber weder stimmt das eine noch das andere. Gesundheit kann ich nicht feststellen, nur die Abwesenheit von Krankheiten, nach denen ich gefahndet habe. Und dass der Check-up bei einem 35-jährigen, sonst beschwerdefreien Menschen dazu beiträgt, sein Leben zu verlängern, ist äußerst ungewiss.

Der Cholesterinpatient

Der Cholesterinpatient ist die Projektionsfläche
für all die Idiotismen des Medizinbetriebs.

DER CHOLESTERINPATIENT ist gar kein Patient, kein Leidender. Er fühlt sich putzmunter, bis zu dem Tag, an dem wir ihm mit gerunzelter Stirn mitteilen: »Ihr Cholesterin ist zu hoch.« Ab dann leidet er. Der Cholesterinpatient ist unsere Schöpfung. Und dann haben wir ihn im Griff. Traktieren ihn mit Diät-Empfehlungen und Gewichtsreduktionen, mit Kontrollen und Risikofaktorenmanagement, und schließlich geben wir ihm Pillen. Wir erschaffen ihn, den Cholesterinpatienten, wir bauen ihn auf, wir pflegen ihn und unterwerfen ihn uns.

Der Cholesterinpatient unterwirft sich lustvoll. Er fühlt sich gewürdigt (→ Der Privilegierte), ernst genommen, er macht mit, er kennt seine Werte, er lässt sie kontrollieren. Wie hoch das Gesamtcholesterin ist, das HDL, das LDL, also das schützende Cholesterin, das »gute«, bzw. das schädigende Cholesterin, das »schlechte« (→ Der Protokollant). Und er tauscht sich aus. Ältere Damen beim nachmittäglichen Sahnekuchen berichten vom letzten Arztbesuch, von den Blutfetten und wie toll sie jetzt mit der neuen Pille eingestellt sind. Spätestens mit 35 ist er dran. Dann kommt der erste Check-up, zu dem ihn seine Krankenkasse einlädt, drängt, nötigt. Wenn es nach der deutschen Lipid-Liga ginge, wäre das allerdings schon zu spät. Der erste Check sollte im 10. Lebensjahr erfolgen, damit nicht womöglich 25 wertvolle Jahre verstreichen, in denen ein erhöhtes Cholesterin gesenkt werden könnte.

Ein erhöhtes Cholesterin, was ist das eigentlich? So genau weiß das keiner. Das Labor, in dem der Cholesterinwert gemessen wird, gibt als Normwert < 200 mg/dl an, für das LDL < 160 und das HDL > 45. Vor fünf Jahren war das noch anders. Da lag der Normwert für das Cholesterin bei < 230. Komische Sache. Und der Durchschnittswert? Der Durchschnittswert liegt bei über 50-Jährigen in Deutschland irgendwo um die 240.

Der Cholesterinpatient ist chronisch krank mit seinem Gesamtcholesterin von 225 und seinem LDL von 165 (→ Der Chroniker). Und weil es so viele von seiner Sorte gibt und seine Kontrolle, seine Führung und seine Behandlung so viel Geld kosten, kommt er kurzerhand in ein Chronikerprogramm. Das erlaubt dann die effiziente und kostengünstige Überwachung seiner Krankheit und macht die ganzen Cholesterinkranken in Deutschland zu einer kalkulierbaren Größe, mit der gewirtschaftet werden kann.

Diagnostik, Kontrolle und Behandlung des Cholesterinpatienten erfolgen nach Leitlinien. Leitlinien haben den Vorteil, ein Verfallsdatum zu haben. Ähnlich wie der Joghurt im Supermarkt. Im Sinne von: verwendbar bis Juli 2012. Dann wird die Leitlinie den neuen Erkenntnissen der evidenzbasierten Medizin angepasst. Die neuen Erkenntnisse, das sind: Neues zur Gefäßverkalkung, Neues zu Herzinfarkt und Schlaganfall und Neues aus der Pharmaindustrie.

Manchmal regt sich auch Widerstand beim Cholesterinpatienten. Dann liest er Bücher (früher) oder recherchiert im Internet (heute) und stellt fest: Er ist die ganze Zeit belogen worden (→ Der Medizinkritiker). Cholesterin ist gar nicht schädlich, das ist alles nur ein Schwindel der Pharmaindustrie, die mit ihm Geschäfte machen will. Im Gegenteil, liest er, zu niedriges Cholesterin ist sogar schädlich. Und die Cholesterinsenker, die ihm aufgeschwatzt werden, machen Krebs. Und er entdeckt die Cholesterin-Lüge.

Ob gläubiger Patient oder aufgeklärter Kritiker: Der Cholesterinpatient glaubt Bescheid zu wissen und hat doch tatsächlich das System auch nicht nur ansatzweise begriffen. Er glaubt wirklich, er stehe im Mittelpunkt der ärztlichen Bemühungen, er glaubt, es gehe um seine Krankheit, seine Zukunft, seine Individualität. Deshalb nimmt er das alles auch so wichtig, die Kontrollen, die Diät, die Tabletten oder auch die Kritik, die Ablehnung, all das, was er für »Durchblick« hält. Er ahnt nicht, dass die Cholesterinbehandlung eine Maßnahme ist, die nur in großen Kollektiven wirksam ist, dann aber auch mit einem nachweisbaren Nutzen.

Tatsächlich sieht es doch so aus: Zahllose Menschen mit normalen Cholesterinwerten sterben mit 72 Jahren an Herzinfarkt oder Schlaganfall, und zahllose Menschen mit erhöhtem Cholesterin werden 90 Jahre alt. Cholesterin im Blut ist ein Risikofaktor, mehr nicht. Durch Cholesterinsenkung lässt sich das Risiko verkleinern. Mehr nicht. Die Risikoverkleinerung lässt sich quantifizieren: Wie viele Menschen müssen behandelt werden, damit bei einem von ihnen ein verfrühter Tod abgewendet wird? Bei mittelhohen Cholesterinwerten, also irgendwo zwischen 250 und 300, liegt die Zahl irgendwo zwischen 50 und 200. Das heißt: Um einen Herzinfarkt oder einen Schlaganfall in zehn Jahren zu verhindern, müssen 49 oder 199 Menschen Tabletten schlucken, die selbst die Therapie eigentlich gar nicht brauchen. Der Cholesterinpatient glaubt, durch eine Entscheidung für oder gegen Cholesterinsenker irgendwie sein eigenes Schicksal zu beeinflussen. Und ist doch nur ein Herdentier, dessen Schicksal vom Cholesterinwert am allerwenigsten abhängt.

Der Cholesterinpatient ist ein hilfloses Wesen, im Fadenkreuz der Pharmaindustrie, der Ärzte und Fachgesellschaften, der Kassen und KVs. Er wird in Screening- und Vorsorgeprogramme gedrückt, in Behandlungs- und Chronikerprogramme. Und er wird immer mehr zum Objekt medizinisch-ökonomischer Berechnungen. Eine Ahnung, wie das läuft, bekommt der Cholesterinpatient gerade jetzt. Jahrelang hat man ihm eingebläut: Sein LDL ist mit 170 zu hoch und er muss einen Cholesterinsenker schlucken. Und plötzlich sitzt er vor seinem Arzt und der erklärt ihm Folgendes: »Es gibt neue Empfehlungen zum Cholesterin. Und die sehen so aus: Ich errechne Ihnen jetzt erstmal Ihr Risiko, durch Ihre Cholesterinerhöhung in den nächsten zehn Jahren Schaden zu nehmen. Das geht ganz einfach. Mit dem PROCAM-Score oder dem Framingham-Score.« »Was ist das?«, fragt der Cholesterinpatient dann. »Das ist ganz einfach«, sagt ihm sein Arzt. »Wir nehmen das Alter, das LDL, schauen, ob der Patient Raucher ist oder nicht, ob er Zucker hat oder nicht, ob er vielleicht eine koronare Herzkrankheit hat oder eine Verkalkung der Hirnarterien. Vielleicht auch noch, wie sein Blutdruck steht und woran seine Eltern gestorben sind. Dann geben wir das Ganze in den Rechner ein und schon haben wir das Risiko unseres Patienten, innerhalb der nächsten zehn Jahre ein sogenanntes kardiovaskuläres Ereignis zu haben: einen Herzinfarkt oder Schlaganfall, tödlich oder nicht tödlich. Grenzwert: 20

Prozent. Sie liegen bei 18 Prozent? Keine Tablette. Sie liegen bei 22 Prozent? Tablette.« Der Patient schaut ungläubig. Er kann es nicht fassen. Aber wir haben es schriftlich von der KV. Bitte, hier, lesen Sie selbst.

DER CHRONIKER

Der chronisch Kranke unterwirft sich lustvoll dem Diktat der Chronikerprogramme – und der Verheißung auf ein langes Leben als Chroniker.

DER CHRONIKER IST EIN HERDENTIER. Manchmal weiß er das oder ahnt es, meistens aber nicht. 30 Prozent aller Deutschen sind chronisch krank. Sie haben Bluthochdruck, Übergewicht und Zucker, kaputte Wirbelsäulen, Arthrose, Gicht und Alzheimer. Sie müssen ständig Tabletten schlucken, zum Arzt gehen, sich kontrollieren lassen. Sie sind potentiell eine riesige Macht, die chronisch Kranken, aber meistens werden sie, wie eine Lämmerherde, mit sanftem Druck in die richtige Richtung dirigiert und trotten dann weiter auf ihren vorgeschriebenen Pfaden durch das Gesundheitssystem und ihr eigenes Leben.

Der Chroniker ist teuer. Er kostet die Solidargemeinschaft jeden Tag Geld, einen Tag nach dem anderen, lebenslang. Und es gibt so furchtbar viele von ihm. Sie sind nicht nur viele, sie werden auch immer mehr. Immer öfter werden schon Kinder zu Chronikern. Mit Asthma, Allergien und Neurodermitis, mit psychischen Auffälligkeiten und Aufmerksamkeitsdefiziten, aber auch mit klassischen Erwachsenenkrankheiten wie Altersdiabetes und Fettstoffwechselstörungen. Und wenn sie erstmal chronisch krank sind, dann bleiben sie es auch und nehmen ihre Krankheit mit bis in das hohe Lebensalter, das sie erreichen. Denn erstaunlicherweise sind die chronischen Krankheiten gar nicht mit einer eingeschränkten Lebenserwartung verbunden. Ganz im Gegenteil: Weil die chronischen Krankheiten schon so früh erkannt und therapiert werden, führen sie selbstverständlich zu einer Verlängerung der Lebenserwartung. Klingt paradox, ist aber so. Der Chroniker ist immer jünger und wird immer älter.

Der Chroniker wächst ziemlich schnell in seine Rolle hinein und gewöhnt sich an das System, in Deutschland wahrscheinlich etwas eher als in anderen Ländern. Vielleicht weil in diesen Ländern Gesundheit nicht diese furchtbar große Bedeutung hat und für die Menschen nicht das Allerwichtigste geworden ist. Vielleicht aber auch, weil Deutschland einen so bemerkenswert hohen Medizinstandard hat und diesen auch bezahlen kann. Und schließlich ist der deutsche Mensch nicht nur gesundheitsbewusst (→ Der Gesundheitsbewusste) und hat ein, zumindest bisher noch, vergleichsweise gut funktionierendes soziales Sicherungssystem, er hat natürlich auch einen gewissen Hang zur Unterordnung, zum Gehorsam. Wenn man ihm sagt: »Du bist jetzt krank«, dann glaubt er das, und wenn man ihm dagegen eine Pille gibt und sagt: »Die schluckst du jetzt«, dann tut er auch das.

Und so kommt der Chroniker in die Praxen, die Bedeutung seiner Krankheit und ihrer Behandlung immer im Bewusstsein (→ Der Protokollant, → Der Privilegierte) und bespricht mit seinem Arzt die aktuellen Aspekte seiner Therapie. Das kostet natürlich Geld. Und zwar eine ganze Menge. Das Geld wollen viele haben. Die Ärzte, die Pharmaindustrie, Reha-Kliniken, Apotheker, Krankengymnasten, Diätberater, sie alle finden Mittel und Wege, einen Teil des Geldstroms in ihre Taschen zu lenken. Das hat ja auch lange ganz gut funktioniert, auch wenn schon immer alle gejammert haben. Aber in den letzten Jahren ist die Situation nun wirklich kritisch geworden. Zumindest vordergründig. Die Kassen sind fast leer, und viel zu wenige zahlen hinein, und viel zu viele nehmen zu viel und zu lange wieder etwas heraus. Also muss, wie in der Industrie, rationalisiert werden. Mehr Ergebnis mit weniger Aufwand. Und genauso wie das in der Industrie funktioniert, läuft es auch im Gesundheitssystem. Unvermittelt findet sich der Chroniker plötzlich in Chronikerprogrammen wieder, wird gecheckt und disease-gemanagt und in Schulungs- und Rehabilitationskurse geschickt – Systeme, die dann perfekt nach den Gesetzen des Marktes funktionieren.

Und siehe da, der Chroniker gilt zwar weiterhin als teuer, ist er ja auch, aber gerade dadurch wird er zu einem Wirtschaftsfaktor in einer boomenden Gesundheitsindustrie. Und alles ist gut.

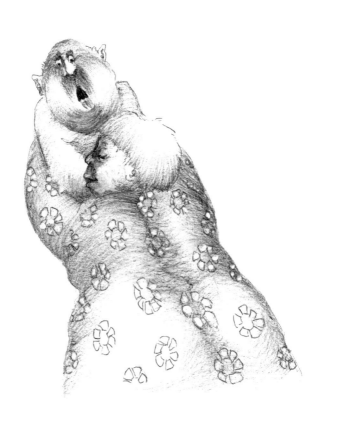

Der Dankbare

Dankbarkeit ist diese seltene Eigenschaft,
die den Bedankten beglückt und den Dankenden auch –
wenn er Patient ist, noch viel mehr.

Der Dankbare ist die Triebfeder unserer Arbeit. Unterbezahlt, wie wir Ärzte uns fühlen, ziehen wir aus seiner Dankbarkeit die Befriedigung, die es uns ermöglicht, trotz der schlechten Arbeitsbedingungen weiterhin jeden Tag in unsere Praxen und Krankenhäuser aufzubrechen und hier dem leidenden Menschen zu helfen und ihn Dankbarkeit empfinden zu lassen. Ein schlüssiges System. Es gibt wenige Berufe, in denen Dankbarkeit als Ausdruck für die empfangenen Leistungen derart direkt und schnell retourniert wird, wie in dem des Arztes. Auch wenn wir gerne meckern und klagen, über Patienten und Honorare: Wenn wir in uns gehen, schöpfen wir doch einen guten Teil unser beruflichen Freude aus der Dankbarkeit der Menschen, die unseren Rat wollen.

Dankbarkeit ist ein vielschichtiges Phänomen. Ich glaube sogar, es gibt so etwas wie eine Hierarchie der Dankbarkeit. Natürlich empfinden die weitaus meisten Patienten Dankbarkeit, wenn sie ihren Arzt aufsuchen und der sich irgendwie um sie kümmert, und sie sagen ihm das auch. Jeder, der einmal sein Kind in einer kritischen Situation einem Anästhesisten oder Chirurgen anvertraut hat, weil der Oberarm wie ein Besenstiel mitten durchgebrochen oder der Blinddarm perforiert war, kennt dieses Gefühl der Dankbarkeit, wenn man das kleine Wesen nach dem Eingriff, noch etwas matschig, aber sonst wohlauf, wieder im Bett liegen sieht. Dann möchte man den Arzt am liebsten umarmen, und manche Menschen tun das auch.

Aber diese Form der Dankbarkeit hat auch ihre Schattenseiten. Sie kann etwas egoistisch sein. Ich hatte ein Problem, jemand hat mir oder meinem Kind geholfen, und klar, ich bin dankbar. Manchmal endet die Dankbarkeit aber abrupt, wenn etwas nicht so läuft, wie man es erwartet hat. Wenn der Knochen nicht gut zusammenheilt oder es nach der Operation zu einer Bauchfellentzündung kommt. Durchaus verständlich, dass dann die Dankbarkeit umschlägt in Misstrauen, Zweifel, Vorwürfe. Das geht manchmal ziemlich schnell, dieser Gefühlsumschlag. Dankbarkeit im Bereich Gesundheit, Krankheit und Heilung ist gebunden an Leistung, und zwar erfolgreiche Leistung.

Manchmal sagt mir der Dankbare nach einer Darmspiegelung: »Ich bin Ihnen so dankbar, dass Sie nichts Schlimmes gefunden haben.« Und die Erleichterung, dass alles in Ordnung ist, das gute Gefühl, schließt mich einfach pauschal mit ein. Obwohl ich natürlich nicht das Geringste zu dem Ergebnis beigetragen habe. Ich bin ja in solchen Fällen immer nur der Bote der guten oder eben auch der schlechten Nachricht. Aber auch da, wo ich eine Leistung mit einbringe, bleibt Dankbarkeit zwiespältig. Wenn ich noch spät abends einen Termin vergebe oder schnell eine Ultraschalluntersuchung mache, weil jemand wirklich Kummer hat, oder wenn ich mir einmal sehr viel Zeit für eine Patientin nehme oder auch einen besonders klugen Gedanken habe, bekomme ich das honoriert durch eine aufrichtig empfundene und ausgedrückte Dankbarkeit. Aber auf der anderen Seite wird in unserem modernen Medizinbetrieb ärztliche Leistung immer mehr normiert und als Dienstleistung wahrgenommen, die gegen ein entsprechendes Honorar einfach zu leisten ist. Auf die der Patient einen Anspruch hat und zwar jetzt und hier und in jedem Fall.

Die meisten Menschen, die zu Patienten werden, haben einen Kummer oder Beschwerden oder eine Krankheit. Und wenn ihnen geholfen wird, sind sie dankbar. Die Hilfe kann Heilung sein, Linderung, die Versicherung, dass alles in Ordnung ist, oder auch nur Zuwendung oder Zuhören. Dankbar werden sie durch drohendes, aber abgewendetes Leid. Manchmal fragen Patienten: »Warum bin ich krank?« Die Betonung liegt dann wahlweise auf »ich« oder »krank«. Die wenigsten Menschen stellen sich die umgekehrte Frage: »Warum bin ich eigentlich gesund?« Oder: »Warum bin ich bisher gesund gewesen?« Und dabei sind diese Fragen wesentlich interessanter und außerdem schwieriger zu beantworten. Wer die Anfälligkeit des biologischen Systems Mensch kennt, die Anfälligkeit all dessen, was neben der reinen Körperlichkeit den Menschen sonst noch ausmacht, kann sich nur wundern, wie gut wir in aller Regel funktionieren.

Die unüberlegte Selbstverständlichkeit, mit der körperliches Wohlbefinden als Regelfall hingenommen wird, ist einer der Gründe, warum viele Menschen so schnell am Boden zerstört sind, wenn sie mit möglichen oder tatsächlichen Krankheiten konfrontiert werden.

Der wirklich Dankbare hat auch in Zeiten, in denen er gesund ist, ein Gefühl für die Anfälligkeit der eigenen Gesundheit und für die Begrenztheit des eigenen Lebens. Und ist für die Tage, an denen er gesund ist, und für die Zeit, die er am Leben teilnehmen kann, dankbar. Er ist dankbar für das Privileg der eigenen Individualität. Und er kann darum auch dankbar sein für die Dinge, die ihm im Krankheitsfall das Leben etwas erleichtern können: die Zuwendung, die Krankenhäuser, die Krankenkassen, die Schwestern und Pfleger und Leute wie ich und vielleicht Institutionen mit einem so schlechten Ruf wie die Pharmaindustrie.

Ich glaube, das Grundgefühl für Dankbarkeit wird verloren gehen. Das hat vielleicht etwas mit der Überhöhung der ärztlichen Kunst und der Person des Arztes in der Vergangenheit zu tun und ist vielleicht ganz gut so. Aber ohne Frage: Der Verlust der Dankbarkeit trifft nicht nur den Arzt. Er trifft auch den Patienten selbst.

Der wirklich Dankbare hat es leichter als der Durchschnittsmensch: Er kennt den Wert von Gesundheit, er kennt den Wert von Gesundwerden, den Wert, Linderung zu erfahren, und bezieht daraus Glück. Und damit hat er auch die Stärke, das Unausweichliche mit mehr Gelassenheit zu akzeptieren.

Der Delegierende

*Für sich selbst verantwortlich zu sein, ist eine Illusion,
denn Patient sein heißt: Verantwortung delegieren.*

»Die haben mich mit Cortison vollgepumpt« – eine Standardklage von Patienten, die, aus welchen Gründen auch immer, Cortisonpräparate genommen haben. Effektvoll, aber falsch. Niemand hat gepumpt, die Tabletten wurden eingenommen und zwar freiwillig. Vollgepumpt wird man mit Cortison, Antibiotika, besonders auch starken Antibiotika, und gerne mit Psychopharmaka und Schmerzmitteln. Vollgepumpt wird man nicht mit Cholesterinsenkern, Wassertabletten, Blutdruckmitteln, weil die nämlich gut vertragen werden und eine gut messbare Wirkung haben. Vollgepumpt wird man mit Medikamenten, die nebenwirkungsreich sind und nicht immer den Krankheitsverlauf in der Weise beeinflussen, wie man sich das wünscht. Die schlimmen Nebenwirkungen von Cortison kennt jeder, Antibiotika machen Durchfall und Schmerzmittel Magengeschwüre. Und richtig weg ist der Schmerz auch nicht. Von Psychopharmaka will ich jetzt gar nicht reden.

Wer sagt, er sei von »denen«, nämlich den Ärzten, vollgepumpt worden, blendet seine eigene Verantwortung für die Therapieentscheidung plakativ aus, weil die Therapie schlecht ist oder als schlecht empfunden wird. Auch wenn wir Ärzte und das ganze Medizinsystem gern die Illusion verbreiten, alles sei machbar und die Nebenwirkungen könnten in den Griff bekommen werden – die Lebenswirklichkeit ist anders: Das Asthma bleibt und die chronisch entzündliche Darmerkrankung bleibt auch und die Nebenwirkungen von Cortison kriegen wir eben nicht in den Griff, zumindest nur sehr unzureichend. Es ist für den Patienten ein Selbstschutz, dann zu sagen: »Jemand anderes hat für mich die Entscheidung getroffen, Tabletten zu nehmen, zu oft und zu viele. Und die haben dann auch noch nicht mal richtig gewirkt. Jemand anders ist schuld.« (→ Der Schuldsucher)

Das Delegieren von Verantwortlichkeit bei Gesundheitsstörungen und Krankheiten kann völlig verquere Formen annehmen und Betroffene und Ärzte gleichermaßen nerven und quälen: mit komplexen Krankheitskarrieren, die sich über Jahre hinziehen.

An einem Wochenendnotdienst ruft mich eine etwa 40-jährige Frau wegen Rückenschmerzen. Sie habe es »mit der Bandscheibe«. Die ganze Sache hatte sich mit ständigen Schmerzen schon monatelang hingezogen. Jetzt war es mal wieder schlimm: »Ich halte das nicht mehr aus. So geht das nicht weiter.« Ich habe etwas Zeit und höre mir die Krankengeschichte an. Schließlich sage ich zu ihr: »Ich werde das Problem heute natürlich auch nicht lösen. Ich kann Ihnen jetzt ein Schmerzmittel geben. Aber wenn es ganz schlimm ist, kann ich Sie auch stationär einweisen.« »Ach, die wollen doch immer nur operieren. Aber ich lasse mich nicht operieren. Ich lass die da nicht ran!« »Ich bin ja kein Orthopäde, aber manchmal ist eine operative Behandlung bei solchen Problemen die beste Lösung. Oder zumindest ein Versuch.« »Ach hören Sie doch auf!« »Also«, sage ich, »dann schreibe ich Ihnen jetzt ein Medikament auf, und wenn Sie möchten, kann ich Ihnen für heute auch eine Spritze geben.« Spritzen bei Schmerzen haben eine psychologisch wertvolle Wirkung. »Immer mit diesen Medikamenten vollpumpen, das bringt's doch auch nicht, ich habe schon so viele Tabletten geschluckt und so viele Spritzen gekriegt. Das muss doch endlich mal aufhören.«

Ich versuche, der schmerzgeplagten Frau noch einmal zu erklären, was ihr der Hausarzt und der Orthopäde bestimmt auch schon mehrfach gesagt haben. Bei Wirbelsäulenproblemen sind die medizinischen Möglichkeiten eingeschränkt und oft unbefriedigend: Es gibt die krankengymnastischen Übungen, eine manuelle Therapie, die Tabletten und Spritzen und die Operationen. Das war's. Darauf muss sich ein Patient einfach einstellen. Sonst bleibt er ewig unmündig und unzufrieden. Wie unsere Patientin.

Und schließlich gibt es noch eine sehr problematische Form, Selbstverantwortung abzulehnen oder sogar komplett zu negieren. Nämlich dann, wenn es im Laufe einer diagnostischen Maßnahme oder Behandlung zu Komplikationen kommt. Vieles, was wir in der Medizin machen, ist mit Risiken und Unannehmlichkeiten für den Patienten verbunden: Operationen, Herzkatheteruntersuchungen, medikamentöse Behandlungen. Darum klären wir Patienten sehr eingehend und in Zukunft immer eingehender über die Gründe für Interventionen und Behandlungen auf (→ Der Aufgeklärte), über Risiken und Nebenwirkungen. Und lassen uns das alles schriftlich bestätigen. Aber wehe, wenn es zu einer Komplikation kommt. Schlagartig ist die Selbstverantwortung weg. Schlagartig haben nicht mehr Arzt und Patient ein medizinisches Problem besprochen und gemeinsam eine Entscheidung getroffen. Eine Entscheidung, die dann auch mit Risiken verbunden sein kann. Schlagartig zieht sich der Patient aus der Gleichberechtigung zurück, und das einvernehmlich abgesprochene Vorgehen wird zu einer Entscheidung, die der Arzt angeblich über den Kopf des Patienten hinweg getroffen hat. Unterschrift hin oder her. Die Folgen: Immer brutalere Aufklärungen, immer umfangreichere Aufklärungsbögen, immer mehr Juristen bei ärztlichen Entscheidungen, immer teurere Haftpflichtversicherungen, immer teurere Untersuchungen. Und immer weniger Arzt.

Der Demenzpatient

Demenz ist das langsame Hinübergleiten in das Vergessen und die Einsamkeit – die Krankheit des 21. Jahrhunderts.

Der Demenzpatient kommt nicht, er wird gebracht. Er ahnt vielleicht, dass irgendwas anders ist als vorher. Die Namen, die ihm nicht mehr einfallen, die Orientierung, die immer mal aussetzt, die Listen, die er sich macht. Aber er kann und will es nicht so richtig wahrhaben. Die Angehörigen (→ Die Angehörigen), die merken es. Teils besorgt, teils genervt.

»Könnte das auch Alzheimer sein?«, fragen sie und schauen dabei etwas mitleidig auf ihren alten Vater oder ängstlich auf ihren Doktor. Wir unterhalten uns dann erstmal mit dem vergesslichen Mann, führen vielleicht noch ein paar Tests durch, sprechen mit Sohn und Tochter oder der Ehegattin, runzeln dann die Stirn und entwinden uns schließlich den Satz: »Tja, so eine beginnende Demenz wird das wohl sein.« Und wieder hat die große Gruppe der Vergesslichen, der Orientierungslosen, der Dementen und der Alzheimer-Patienten ein neues Mitglied.

Die Zahlen sind erschreckend. Schon heute leben in Deutschland mehr als eine Million Demenzkranke. Bis 2050 sollen es drei Millionen sein. Ungefähr. Stand der Schätzung: 2010. Aber vielleicht werden es auch doppelt so viele sein, vielleicht auch schon in fünf Jahren. Das kann verdammt schnell gehen. Nämlich so: Ob jemand als demenzkrank bezeichnet wird oder nicht, ist ziemlich willkürlich. Natürlich gibt es die harten Fälle, die uns – wenn wir es wagen, da einmal reinzugehen – auf den Demenzstationen der Altenheime (→ Der Altenheimpatient) begegnen. Sie sitzen ohne Mimik vor leeren Tischen oder laufenden Fernsehern (Hitparade der Volksmusik, *heute journal*) oder liegen im Bett oder schlurfen ausdruckslos durch Flure und Aufenthaltsräume. Kommunikationsunfähig. Gedankenlos.

Aber es gibt eben auch die anderen: etwas vergesslich, vielleicht schon mal die Herdplatte angelassen, und manchmal fragen sie sich, wo sie ihr Auto geparkt haben. Vor nicht langer Zeit war ich auf einer Fortbildungsveranstaltung, bei der es um »kognitive Dysfunktion«, so hieß das, bei chronischen Krankheiten ging, also um Gedächtnisstörungen und so was. Eine dynamische Jungforscherin referierte. Mit drei Fragen sollten wir unsere Patienten screenen und taxieren, ob eine Demenzdiagnostik nötig ist. Die Fragen betrafen Namen, Orientierung, Kurzzeitgedächtnis. Bei Auffälligkeiten: Demenzverdacht, Diagnostik nötig. Jeder von uns noch nicht ganz alten Herrschaften musste – je nach Naturell konsterniert oder amüsiert – feststellen: Bei mir ist wohl eine weitere Abklärung nötig, denn es besteht Demenzverdacht.

Das geht ganz schnell. Und heute haben wir auch endlich und wesentlich früher als bisher das Werkzeug in der Hand, die beginnende, die drohende Demenz zu erkennen – mit der Wunderwelt der Apparatemedizin: durch bildgebende Verfahren wie die Kernspintomographie und Laboruntersuchungen der Hirnflüssigkeit. Und so, wie die medizinische Forschung voranschreitet mit Positronen-Emissions-Tomographien, Schnittbildern und durch Laboruntersuchungen, werden wir, einfach durch die verfeinerte Diagnostik, eben mal die Zahl der Dementen verdoppeln.

Vor 100 Jahren beschrieb Alois Alzheimer eine Patientin, die erst 50 Jahre alt war, aber bereits alle Zeichen einer senilen Demenz hatte. Senile Demenz: Das ist das, was die Leute früher Altersschwachsinn nannten und einfach bei alten Menschen normal fanden. Aber bei einer 50-Jährigen war das nicht normal, und darum nannte Alzheimer das Beschwerdebild »Präsenile Demenz«, also eine vorzeitig auftretende Demenz. Diese, nennen wir sie einfach mal: Krankheit, war selten und ist es noch.

Im Laufe der Zeit wurde aber der Begriff Alzheimer nicht mehr auf die jungen Menschen mit der präsenilen Demenz angewandt, sondern wir begannen, alle Formen von Demenz als Alzheimer zu bezeichnen. Und so haben wir jetzt also nicht mehr die normalen alten Leute, deren geistige Kräfte einfach schwächer werden, sondern wir haben jetzt richtig Kranke: Alzheimerkranke. Die hat Alzheimer zwar nie gemeint und wahrscheinlich hätte er eine 80-Jährige, die vergesslich wird und sich vielleicht auch in ihrer Wohnung nicht mehr richtig zurechtfindet, auch nie als krank bezeichnet, aber sein Name und das Kranksein kleben jetzt als Etikett an all den alten Leuten dran, und zwar ziemlich fest. Und jetzt kommt das Gemeine: Durch unsere hochgezüchtete Demenzdiagnostik verlegen wir eben gerade den Erkrankungsbeginn in immer frühere Lebensalter und nähern uns dabei allmählich wieder dem Alter, dem Alzheimer seine präsenile Demenz zugeordnet hat. Unser umfassendes medizinisches Versorgungs- und Dienstleistungssystem wird es schaffen, einen Gutteil an sich gesunder 50-Jähriger durch Kernspintomographien, Labor und wer weiß noch welche Untersuchungen zu Demenzkranken zu adeln. Die werden dann womöglich, dafür gibt es ja die Segnungen der pharmazeutischen Forschung, Pillen schlucken, um den gefürchteten Krankheitsprozess aufzuhalten. Vorgemacht wurde dieses Prinzip beim Blutdruck, beim Cholesterin, bei der ASS-Einnahme und der Feineinstellung erhöhter Blutzuckerwerte.

Jede Zeit hat ihre Krankheiten. Die Demenz hat das Zeug, die Krankheit der nächsten Jahrzehnte zu werden. Das liegt an der Demenz. Und das liegt an der Zeit. Nie in der Geschichte der Menschheit wurde so viel an geistiger Elastizität von uns erwartet wie heute. Nie war die Informationsmenge, die verarbeitet werden muss, so hoch, nie die Zeit dazu so knapp. Keine Gruppe, kein Beruf bleibt verschont. Während das Freizeitverhalten der Menschen immer infantiler wird, wird die Ausbildungs- und Arbeitswelt immer brutaler und fordernder. Und wer nicht mitkommt, fällt raus. Manch einer schon vor Ende der Hauptschule, aber immer mehr im mittleren Lebensalter nach einer bis dahin eigentlich durchaus respektablen Lebensleistung. Mit Mitte 50: wertlos. Zu alt. Den Anforderungen nicht mehr gewachsen. Sie raffen es einfach nicht mehr. Und jetzt können wir es ihnen schwarz auf weiß geben: beginnende Demenz. Schon im Screening fallen sie auf. Sie können Informationen nicht mehr so schnell verarbeiten wie die 29-Jährigen, die ihnen auf den Fersen sitzen und ihr berufliches Umfeld umstrukturieren. Sie fallen in Tests auf, die von dynamischen Demenzforschern ersonnen werden. Und nun also auch die objektivierbare Frühdiagnostik mit Laboruntersuchungen und Bildern unserer alternden Hirnregionen.

Altern ist eine Krankheit. Sie beginnt mit Ende 40. Ab dann interessieren die Erfahrungen des Einzelnen nicht mehr, nicht seine Lebensleistung und nicht seine Biographie. Ab dann ist er krank. Der Demenzkranke ist das Produkt einer Gesellschaft, in der Erinnern, Bewahren und Älterwerden nur ein Hindernis sind in einem gedanken- und sinnlosen ökonomischen Nachvornestreben.[1]

---

[1] Mit Dank an Rüdiger Dammann.

Der Dicke

*Der Dicke ist die fleischgewordene ärztliche Schizophrenie:
Er soll abnehmen, sagen wir ihm, aber was täten wir,
wenn er es täte?*

Der Dicke passt nicht in meinen teuren Edelstahl-Schwingstuhl. Er klemmt darin fest. Er passt auch sonst nirgendwo so richtig hin. Überall ist er, irgendwie, zu sehr körperlich da. Er ist ungelenk und er schwitzt schnell. Er wird mehr, sagen die Statistiken, und alle sind sich einig. Die Deutschen sind zu dick, es gibt zu viele Dicke und besonders die Kinder und Jugendlichen sind zu dick. Ich weiß nicht, ob das alles stimmt, aber eines weiß ich: Es gibt den Dicken.

Wir Ärzte brauchen ihn. Er macht es uns leicht. »Nehmen Sie erstmal ab«, sagen wir ihm und haben ihn damit in der Mangel. Ab jetzt ist er uns ausgeliefert. Ob sein Blutdruck schlecht eingestellt ist, seine Blutfette zu hoch sind oder der Zucker nicht optimal steht, Arthrose, Säurereflux und Luftnot – so ziemlich alles hängt irgendwie mit dem Übergewicht zusammen.

Wir sagen dem Dicken, er soll abnehmen. Aber glauben wir wirklich, dass er es schafft? Hat er überhaupt eine Chance? Das ewige Predigen abzunehmen, bringt das was?

Es gibt genug gute Gründe, den Dicken einfach in Ruhe zu lassen. Kaum ein Arzt hat je großartige Erfolge bei seinen Appellen an die Dicken gesehen. Manche haben abgenommen, die meisten haben dann wieder zugelegt, einige deutlich mehr als sie vorher verloren hatten. Nur sehr wenige, sehr, sehr wenige, haben abgenommen und das Gewicht dann dauerhaft gehalten. Ab einem gewissen Alter funktioniert es einfach nicht. Und zahlreiche Untersuchungen mit strukturierten Abnehmprogrammen haben das bestätigt.

Warum hören die Appelle dann nicht auf? Nun, die Sache ist einfach ein Selbstläufer geworden, mit einem fast religiösen Charakter. Dogma, Druck, Zwang. Das Übergewicht des Patienten ist eine Waffe gegen ihn. Eine infame Angelegenheit. Mit verblüffenden Parallelen zur Religion. Über Jahrhunderte haben Kirchen die Menschheit mit Forderungen überzogen, die sie nicht erfüllen konnte. Sie haben uns damit, bis heute, in Abhängigkeit von ihren Erlösungsversprechungen gebracht, von denen wir uns nur mühsam befreien konnten. Und jetzt rutschen wir wieder in derartige Abhängigkeiten. Wir leben falsch, sagt man uns, wir bewegen uns zu wenig und wir sind zu dick. Und wieder einmal sind wir abhängig. Wir gehen zum Arzt und lassen uns sagen: »Nehmen Sie ab!« Das Abnehmen klappt zwar nicht, aber immerhin leiden wir ein bisschen und lassen uns von der Medizin ein wenig quälen und uns sagen, was wir tun und lassen sollen. Und wenn es nicht klappt mit dem Abnehmen, und es klappt meistens nicht, dann erhalten wir die gnädigen Gaben der Medizin: Blutdruckpillen, Diabetesmittel und Cholesterinsenker.

Das Seltsame ist: Keiner weiß so ganz genau, was eigentlich zu dick ist. Den meisten von uns geht ja der Body-Mass-Index flott von den Lippen: 21 bis 24 ist gut, ab 25 wird's kritisch, 28 ist definitiv zu dick und ab 30 beginnt der Horror. Früher war das anders: Normalgewicht war Körpergröße minus 100, Idealgewicht war noch mal 10 Prozent weniger. Aber bleibt der BMI? Oder ist der auch schon wieder veraltet? Zählt nicht viel mehr der Taillenumfang oder die Waist-to-Hip-Ratio? Ganz aktuell: Waist-to-Height-Ratio, also Taillenumfang geteilt durch Körpergröße. Bauchfett, viszerales Fett, subkutanes Fett – die Welt des Fettes wird immer komplexer, dick allein reicht nicht mehr.

Wie auch immer wir den Dicken nennen, kategorisieren und definieren. Er wird uns bestimmt noch eine Weile erhalten bleiben als Gegenstand unserer Ermahnung, unserer Vorwürfe und Schuldzuweisungen. Er wird uns noch lange in Lohn und Brot setzen, wir werden ihn noch lange triezen können.

Der Fanatiker

*Fanatismus ist das unheilbare Endstadium einer
verengten Sicht auf das eigene Krankheitserleben.*

Der Fanatiker kennt sich aus. Er hat sich lange mit der Sache beschäftigt, er kennt die Literatur, er weiß Bescheid (→ Der Aufgeklärte). Die Krankheit, die er hat, ist nicht häufig, vielleicht auch nicht gerade selten, aber auf jeden Fall: ausgefallen. Nicht Fußpilz oder Gicht, eher Fibromyalgie oder irgendeine Autoimmunerkrankung. Ein Klassiker: Borreliose. Der Fanatiker hat schon eine lange Patientenkarriere hinter sich. Und seine Untersuchungsergebnisse dabei. Jetzt sitzt er mir gegenüber, mit den Worten: »Ich wollte die ganze Sache noch mal von vorn aufziehen. Keiner kann mir helfen.« Und dann kommt er mit der Diagnose: »Ich habe ein Chronic Fatigue Syndrome, ich weiß nicht, kennen Sie sich damit aus?« »Ein bisschen schon, denke ich.« »Ich zeige Ihnen mal, was ich hier alles habe.« Und er packt einen Stapel mit Befunden auf den Tisch. Alles war untersucht worden, Labordiagnostik rauf und runter, Röntgen, Spiegelungen, natürlich hatte ihn irgendwer auch irgendwann zu einem Psychiater geschickt. Das Entscheidende war im Befund aus Hamburg, mit massenhaften Untersuchungen auf Viruserkrankungen, bekannten und seltenen und irgendwelchen Titererhöhungen und Titerbewegungen und einer Zusammenfassung, die ungefähr lautete: Bei dem Patienten besteht ein Chronic Fatigue Syndrome (CFS), die Titer für die XY-Viren sind etwas erhöht. Und schließlich, im entscheidenden Satz: Die Diagnose sollte nur gestellt werden, wenn eine organische Erkrankung oder eine Depression sicher ausgeschlossen wurde.

Der CFS-Patient mir gegenüber beginnt, sich warm zu reden. Über die schlechte Versorgung seiner Leidensgenossen und seiner selbst in Deutschland, man nehme sie nicht ernst, die Krankheit sei nicht richtig anerkannt und es würde auch viel zu wenig geforscht. Und die Pharmaindustrie tut zu wenig, die wollen doch nur Geld verdienen und das geht mit einer solch seltenen Krankheit nicht. Da ich nun wirklich kein Spezialist auf diesem Gebiet bin, verweise ich den Mann auf die zahlreichen Voruntersuchungen durch kompetente Leute in kompetenten universitären und nichtuniversitären Einrichtungen und schließlich auch darauf, dass man, soweit ich wüsste, nicht viel therapeutisch machen könne. »Das ist ja das Schlimme«, mündet er wieder in seine Klage und wird auch nicht mehr aus dieser herauskommen. Er ist in einer Endlosschleife angekommen.

Der Fanatiker hat sich festgelegt: auf seine Krankheit, seine Unzufriedenheit, seine Klagen. Seine Wahrnehmungsfähigkeit ist stark eingeschränkt. Ganz im Vordergrund: er selbst. Um ihn herum: Leute, die ihn nicht verstehen und die ihm nicht helfen wollen oder können. Und dagegen muss er was tun. Der Fanatiker ist nicht nur krank und unverstanden, er hat auch ein Sendungsbewusstsein. Die harmlosen Varianten sind die Belehrungen, die er den Ärzten, die ihn nicht verstehen, zukommen lässt oder die vielen Besuche von Vorträgen und Fortbildungsveranstaltungen.

Es gibt auch die aggressive Variante: wenn der Fanatiker tatsächliches oder eingebildetes Opfer von Behandlungsfehlern wird, von Ärztepfusch, wie er sagt (→ Der

Behandlungsfehlerpatient). Oder wenn es um Schadensersatz geht oder Frühberentung. Dann geht der Fanatiker juristisch durch sämtliche Instanzen und lässt Gutachter und Gegengutachter rotieren – und sein Anliegen zum Selbstläufer und Selbstzweck verkommen. Es geht dem Fanatiker dann nicht mehr, wie er beteuert, um ihn selbst, es geht dann ums Prinzip, um das kranke System und darum, andere Menschen vor all dem, was er erlebt hat, zu bewahren. Die Mission des Fanatikers erhält dann eine höhere Bedeutung.

Der Fanatiker ist ein Endstadium. Man kann ihn nicht ändern. Man kann sich mit ihm arrangieren, die gröbsten Ausfälle abpuffern, seine Energie kanalisieren. Heilen kann man ihn nicht.

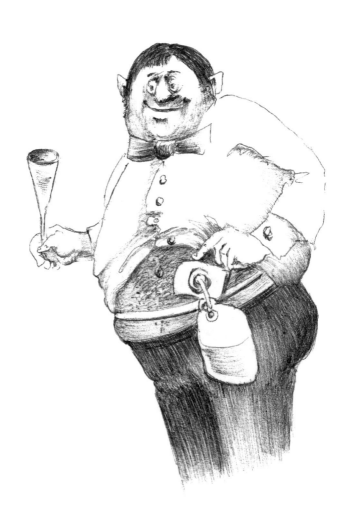

Der Gelegenheitspatient

Der Gelegenheitspatient erwischt uns kalt:
am falschen Ort, zur falschen Zeit, mit einer Banalität,
ohne jede Zurückhaltung – oder einem echten Problem.

DER GELEGENHEITSPATIENT ist der Schrecken des Arztes. Mich trifft es Samstagmorgens im Supermarkt an der Kasse. Ich wollte nur noch ein paar Sachen für das Wochenende holen und dann schön mit meiner Frau in die Stadt gehen. Von den Damen an der Kasse werde ich gern mit einem herzhaften und lauten »Guten Morgen, Herr Doktor« (sprich: Dokta) begrüßt. Ich wohne in einer nicht ganz großen Stadt und da ist man mit dem Dr. Block auf der Scheckkarte schnell als Arzt identifiziert. Solch einer wird jetzt benötigt. Denn draußen, auf dem Parkplatz, ist ein alter Mann gestürzt und hat sich verletzt. Ich schaue mir die Sache an, sie sieht sehr unangenehm aus. Das Schienbein ist glatt durchgebrochen. Wie das möglich war, ist mir schleierhaft. Aber es ist so. Ich sehe und fühle die Bruchstelle durch die gespannte Haut. Muss höllisch wehtun. Der Krankenwagen ist zum Glück schon gerufen worden und ich leiste für die Zeit, bis er kommt, Erste Hilfe, die eigentlich nur darin besteht, den Mann sich gegen meine Beine lehnen zu lassen und ihm gut zuzureden. Denn an eine Lageänderung ist nicht zu denken. Das lässt der Schmerz nicht zu.

In diesem Falle geht die Sache glimpflich für mich ab. Mit einer guten Tat am Vormittag und einer halben Stunde Verspätung kann ich dann schließlich noch mein Programm erledigen. Und der arme Mann hatte ja wirklich ein Problem. Da hilft man doch gerne.

Nervig ist der Gelegenheitspatient, der sich an einer festlich gedeckten Tafel, zwischen Suppe und Hauptgericht, von der Seite an einen ranmacht. »Sie sind doch Arzt ...« Das kann manchmal richtig abartig und krass sein. Mir ist das einmal passiert, nicht an einer gedeckten Tafel, aber in der Stadt am Currywurststand. Da kam eine Patientin auf mich zu, bei der ich vor einiger Zeit einmal eine Ultraschalluntersuchung durchgeführt hatte. Inzwischen war bei ihr, aus mir nicht ganz nachvollziehbaren Gründen, ein künstlicher Darmausgang angelegt worden. Schon das interessierte mich während des Currywurstessens im wohlverdienten Feierabend nicht besonders, noch weniger allerdings wollte ich das Ding sehen, musste es dann aber doch, weil die Patientin, während ich gerade wieder einen Bissen zum Munde führte, ihr T-Shirt hochzog und den Hosenbund runter. Zugegeben, etwas extrem, aber es ist mir tatsächlich passiert.

Eine ganz üble Variante kann einen im Intercity erwischen oder im Flugzeug. Die Durchsage: »Wir haben hier einen Notfall, ist vielleicht ein Arzt an Bord?« lässt einen erstarren. Weil so was nämlich immer Mist ist. Es fehlt so ziemlich alles in dieser Situation, was man als Arzt gerne hat: das Stethoskop, das Blutdruckgerät, die Spritze, das Krankenhaus- oder Praxisambiente, der weiße Kittel, die Professionalität. Stattdessen: hysterische Angehörige, überfordertes Zug- oder Flugpersonal, haufenweise Leute, die rumstehen und rumsitzen und einem auf die Finger gucken, mit einer Mischung aus Erschrecken, Sensationsgier und Bewunderung.

Außerdem ist diese Situation auch rechtlich extrem kritisch. Soll man landen oder weiterfliegen lassen, am nächsten Bahnhof halten oder durchrauschen bis zur nächsten Großstadt? Egal, wie die Fehlentscheidung aussieht, sie kann teuer werden. Einem Kollegen, einem beherzten und fähigen Mann, ist eine besonders bösartige Variante eines Gelegenheitspatienten begegnet. Er kam an einer Unfallstelle vorbei und stoppte, um zu helfen. Ein Mann drohte zu ersticken wegen seiner Verletzungen im Kehlkopfbereich. Die klassische Indikation für eine Tracheotomie. Das ist der Schnitt durch die Luftröhre, knapp unterhalb des sogenannten Schildknorpels, um hier einem das Luftholen wieder zu ermöglichen. Theoretisch können wir das alle, praktisch hat es noch keiner von uns je gemacht. Von wenigen Ausnahmen abgesehen. Mein Kollege war so einer: mit insuffizientem Werkzeug (Taschenmesser?), unter miserablen Bedingungen und Zeitdruck den Schnitt gemacht. Und der Mann hat überlebt. Aber es gab irgendein Problem danach, wahrscheinlich heilte die Wunde schlecht ab, zumindest wurde mein Kollege verklagt. Eine Sache, die sich jahrelang hinzog.

Meistens ist der Gelegenheitspatient aber ein in gewisser Weise rührendes Exemplar. Er hat Vertrauen, keine Hemmungen, keine falsche Scham. Er ist ein Mensch, und nichts Menschliches ist ihm fremd. Er hat ein echtes Problem wie den Beinbruch vorm Supermarkt oder eine Panikattacke im Intercity zwischen Berlin und Braunschweig. Und er erzählt einem beim Dessert von Hämorrhoiden oder Wechseljahresbeschwerden. Und wir: Nehmen alles mit einem gütig-nichtssagenden Lächeln zur Kenntnis und den Worten: »Das sollten Sie nicht auf die leichte Schulter nehmen, das sollten Sie mal bei Ihrem Hausarzt untersuchen lassen.« Und denken: »Können Sie jetzt nicht einfach aufhören?«

Der Gesundheitsbewusste

*Gesundheitsbewusstsein ist Pflicht und Fluch
des aufgeklärten Patienten: seine Religion.*

Der Gesundheitsbewusste kommt zur Routineuntersuchung wie der Check-up-Patient (→ Check-up-Patient). Aber er ist mehr als der Check-up-Patient. Der Durchschnitts-Check-up-Patient erfüllt eine Pflicht und das Bedürfnis, nichts zu unterlassen, was so dazugehört. Der Gesundheitsbewusste denkt in größeren Kategorien. Und der Check-up liefert ihm nur die Bestätigung für die Richtigkeit seiner Bemühungen um ein gesundes Leben.

Gesundheitsbewusstsein hat sich in den letzten Jahrzehnten und mehr noch in den letzten Jahren in Deutschland weit verbreitet. Fast könnte man sagen, es ist eine Epidemie geworden. Gesund leben kann zu einer Krankheit werden.

Was ist das überhaupt, gesund leben? Es hat etwas mit der Ernährung zu tun, mit körperlicher Bewegung, Fitness, mit der Reduktion von Genussgiften, mit Wellness und einer ausgeglichenen Psyche. Besonders die ausgeglichene Psyche ist in den letzten Jahren dazugekommen. Denn an der hapert es oft, vielleicht nicht zuletzt besonders bei den Gesundheitsbewussten. Denn es kann ganz schön stressig sein, Gesundheit und Psyche ins Gleichgewicht zu bringen.

Der Gesundheitsbewusste treibt Sport. Er registriert seinen Puls und seinen Blutdruck (→ Der Protokollant) und er hat ein wöchentliches Programm. Gern lässt er auch vor großen sportlichen Ereignissen (Halbmarathon in Berlin, Volkslauf in Schapen) ein Belastungs-EKG durchführen. Außerdem ernährt er sich gesund. Kaloriengerecht, wenig Fleisch, viel Gemüse, frisches Obst. Oft ergänzt der Gesundheitsbewusste seine Ernährung durch Nahrungsergänzungsmittel wie Vitamine, Spurenelemente oder Fischölkapseln. Er hält sein Gewicht konstant und legt Fastenkuren ein oder entschlackt seinen Organismus.

Der Arzt ist ihm ein Partner in Sachen Gesundheit. Die Arzttermine sind Teil des Programms, mit dem er sein Leben regelt. Die körperliche Untersuchung gehört dazu, die Laborwerte, insbesondere die Blutwerte. Wir sprechen dann von Fachmann zu Fachmann über die Befunde und ihre Bedeutung. Und dabei fällt einem manchmal auf, dass sich hinter dem Wissen und den Gewissheiten auch eine ganze Menge Glaubenswahrheit verstecken kann, Pseudowissen, kurz: das, was man als solides Halbwissen bezeichnet.

Manchmal kann der Gesundheitsbewusste in seinem Gesundheitsglauben erschüttert werden. Wenn er einen Darmkrebs bekommt oder einen Herzinfarkt. Immer gesund gelebt, nicht geraucht, dreimal in der Woche Sport und jetzt so etwas. »Das gibt's doch gar nicht!«, sagt der Gesundheitsbewusste dann. Gibt's doch, und zwar häufiger als er glaubt. Der Gesundheitsbewusste unterliegt einem Irrtum. Er hört und liest überall: Sport ist gesund, Gewichtskontrolle ist gut und mit der richtigen Ernährung hält man sich Krankheiten vom Leib. Und er vergisst, dass alle diese Maßnahmen sich nicht an Individuen richten, sondern nur als statistische Größe ihr Gutes entfalten. Und dass im echten Leben eben auch die Dicken und Unsportlichen uralt werden und schlanke Sportler gar nicht so selten schicksalsartig erkranken.

Oder, schlimmer noch, einst unumstößliche Wahrheiten gelten plötzlich nicht mehr: Die amerikanische Epidemiologin Kathrin Flegal der renommierten amerikanischen Gesundheitsbehörde *Centers for Disease Control and Prevention* stellte 2007 fest, dass Dicke mit einem Body-Mass-Index von 28 länger leben als Dünne mit einem Body-Mass-Index von 24. Und der Ernährungswissenschaftler Heiner Boeing vom *Deutschen Institut für Ernährungsforschung* in Potsdam muss berichten, dass sich durch gesunde Ernährung nicht 20 Prozent aller Krebsfälle verhindern lassen, sondern nur 2,5 Prozent. Ich warte schon auf den Tag, an dem es heißt: Sportler sterben früher.

Der Gesundheitsbewusste weiß manchmal gar nicht so genau, warum er das alles tut. Er weiß aber nicht, dass er es nicht weiß. Er hat ein relativ klares Weltbild, das er auch überall bestätigt findet. Darin kommen Langlebigkeit und viel Gesundheit und Fitness vor. Und er überschätzt die Bedeutung seiner Bemühungen. Er negiert die Schicksalhaftigkeit vieler Erkrankungen und blendet die Realitäten des Altwerdens, der Vergreisung, von Sterben und Tod aus.

Der Hypochonder

Der moderne Patient ist Hypochonder: ein Mensch mit der krankhaften Angst vor Krankheit als Normalzustand.

Der Hypochonder – gibt's den noch? Vielleicht ja. Der Hypochonder ist 34 Jahre alt und bei einer Bank beschäftigt. Er hat immer mal einen Schmerz, seit Jahren, im linken Unterbauch. Aber manchmal auch rechts. Und dann ist er wieder ganz weg. Tage, Wochen. Dann ist der Schmerz wieder da und der Hypochonder in meiner Praxis. »Das ist doch nicht normal«, sagt er, »so geht das doch nicht weiter. So langsam stört mich das.« Ich nicke. »Was stört Sie denn am meisten, der Schmerz oder die Frage, was dahinter steckt?« »Ein richtiger Schmerz ist es ja nicht. Aber ich will natürlich schon wissen, was das ist. Das muss doch irgendeinen Grund haben.«

Nun kann man dem Hypochonder Folgendes sagen: Bei der langen Vorgeschichte, dem wechselnden Beschwerdebild und dem jungen Alter ist eine gravierende Ursache recht unwahrscheinlich. Und es gäbe eigentlich nur eine ganz gravierende Ursache: den Dickdarmkrebs. Und genau diese Sorge scheint auch den Hypochonder umzutreiben. Um die Sorge nun ein für allemal abzustellen, beschließen wir beide, eine Darmspiegelung zu machen. Und diese zeigt dann einen unauffälligen Befund. Alles in Ordnung, kein Krebs und auch sonst nichts.

Zwei Wochen nach der Spiegelung kommt der Hypochonder noch einmal. »Ich bin jetzt wirklich etwas beruhigt«, sagt er, »dass da alles in Ordnung ist. Aber der Druck, der ist noch immer da.« Ich sage: »Na ja, ich glaube, nach der langen Vorgeschichte und den ganzen Ergebnissen, die ja doch alle gut sind, muss man kein großer Prophet sein, um zu sagen: Damit werden Sie jetzt wohl leben müssen. Wäre das schlimm für Sie?« »Ich sagte ja schon, der Schmerz, der geht ja. Es ist ja auch eigentlich kein richtiger Schmerz. Aber ich denke manchmal, vielleicht ist es auch die Bauchspeicheldrüse.« »Wie kommen Sie denn jetzt auf die Bauchspeicheldrüse?«, frage ich etwas überrascht. »Die sitzt doch auch hier«, sagt der Hypochonder und streicht sich mit der flachen Hand jetzt eher über den Oberbauch. »Aber Ihr Schmerz ist doch eher im Unterbauch, überwiegend unten links?« »Ja, es ist ja auch kein richtiger Schmerz, das ist mehr so ein Ziehen hier oben.« Das Problem hat sich jetzt in einen anderen Bereich verlagert. Wir könnten die ganze Diagnostik wiederholen. Zunächst mal mit Laborwerten und Ultraschall. Werden wir es tun?

Eines der Probleme der modernen Medizin ist Folgendes: In den vergangenen 50 Jahren haben wir große Fortschritte bei den Reparaturen gemacht, die Operationen wurden immer besser und schonender, immer mehr Krankheiten können mit Medikamenten behandelt oder sogar geheilt werden. Diese Techniken sind ausgereizt. Verengte Herzkranzgefäße kann man weiten und wenn nicht, eine Bypass-Operation machen. Der Blutdruck wird eingestellt, das Cholesterin justiert und ASS gegeben, damit die Koronargefäße nicht noch weiter verkleben. All das funktioniert ganz gut. In diesem Bereich und in diesem Stadium einer Erkrankung sind keine ganz großen Fortschritte mehr zu erwarten. Aber wir können früher ansetzen. Nämlich schon bei Kindern das Cholesterin behandeln und das Übergewicht korrigieren und die wünschenswerten Blutdruckwerte immer tiefer anlegen. Wenn wir dann bei 120/80 mm Hg angekommen sind, ist die Hälfte der über 30-Jährigen krank und behandlungsbedürftig. Eine 30-Jährige, die ihren Cholesterinwert von 205 für krankhaft hält und ihren Blutdruck von 135/85 ebenso, liegt gar nicht so weit neben der Vorstellung der Ärzte.

Noch komplizierter wird die Sache bei Krebs. Natürlich kann man Karzinome operieren, sie vorher bestrahlen und chemotherapieren und danach nochmals. Aber die Erfolge, bei allem Respekt vor den einzelnen Leistungen, sind doch nach wie vor unbefriedigend. Zurzeit sind Strategien en vogue, die eher Erfolge erwarten lassen: Präventionsmaßnahmen, mit denen die Krebsentstehung verhindert werden soll wie das Rauchverbot und dann natürlich die Screeninguntersuchungen, um Krebs – Brustkrebs, Darmkrebs – frühzeitig zu finden. Die Kernaussage der Präventions- und Screeningmedizin, also der modernen Medizin, lautet: Verlass dich nicht darauf, dass du gesund bist. Wieg dich nicht in falscher Sicherheit. Du bist ständig von Tod und Sterben bedroht. Lass dich screenen, kontrollieren, nimm die Schmerzen im Brustkorb ernst oder im Unterbauch und Blut im Stuhl sowieso.

Abklären lassen, so funktioniert die moderne Medizin. Und das Instrument dafür ist die Ausschlussdiagnostik. Der weitaus größte Teil aller Untersuchungen, die durchgeführt werden, die Laboruntersuchungen, die Sonographien, die Röntgenaufnahmen, Computertomogramme und Kernspintomographien, die Spiegelungen und Mammographien, dienen nämlich nicht dazu, etwas zu finden. Ihr Zweck ist zu bestätigen, dass tatsächlich nichts vorliegt, wie wir es dann meistens schon vermutet hatten.

Und so geht es dann auch weiter mit unserem Banker, der erst die Unter- und dann die Oberbauchschmerzen hat. Ich versuche zunächst tapfer, das Problem mit der Bauchspeicheldrüse zu relativieren. Das Gewicht ist schließlich konstant, ein richtiger Schmerz besteht auch nicht und im Ultraschall ist, soweit einzusehen, alles in Ordnung. »Aber können Sie denn sicher sein, dass da wirklich nichts ist?«, fragt unser Hypochonder, und zwar wiederholt. Nein, sicher sein kann ich nicht. Und, ehrlich wie ich bin, sage ich ihm das auch, aber versuche ihm ebenso klarzumachen, dass er immer mit einem gewissen Krankheits- und Sterberisiko leben muss. Und dass die Gefahr eines Bauchspeicheldrüsenkrebses in dieser Situation, innerhalb der Gesamtheit seiner Risiken, doch sehr klein ist. Ich kriege die Sache aber nicht aus seinem Kopf heraus. Und irgendwann machen wir eine CT. Der Hypochonder ist beruhigt. Vorläufig.

Früher, bevor es mit der Medizin so richtig losging, war der Hypochonder einer, der angstvoll Beschwerden bei sich entdeckte und überzeugt war, dahinter stehe eine schlimme Krankheit. Der Hypochonder war früher die Ausnahme, der eingebildete Kranke unter den wirklich Kranken. Heute gibt es diesen Hypochonder nicht mehr. Es ist uns durch die Fortschritte der Medizin und all die Aufrufe und Appelle und Maßnahmen gelungen, die Menschheit auch für die kleinsten Unpässlichkeiten zu sensibilisieren. Das Hypochonderverhalten ist im Jahre 2010 nicht mehr die Ausnahme, es ist die Regel, es ist der angemessene Patientenzugang zur Medizin. Wer die Signale seines Körpers nicht ernst nimmt, wer nicht gleich das Schlimmste bei allem vermutet und zum Arzt geht und sich der Ausschlussdiagnostik unterzieht, setzt leichtfertig seine Gesundheit aufs Spiel und ist selbst schuld, wenn er krank wird oder zu früh stirbt. Der Regelpatient des 3. Jahrtausends ist der Hypochonder.

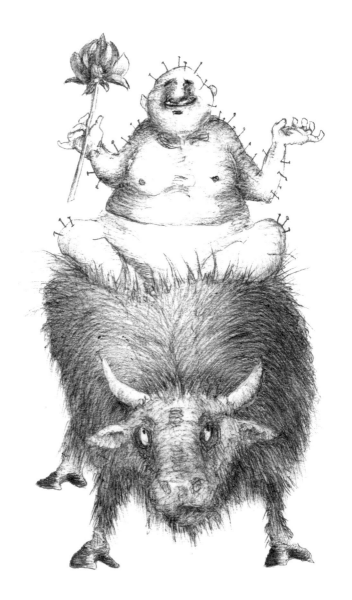

Der irrationale Patient

Irrationalität konfrontiert die Medizin auf erfrischende Weise mit der Unzulänglichkeit ihrer Patienten – und ihrer selbst.

Der irrationale Patient macht solche Sachen: Er geht zum Check-up (→ Der Check-up-Patient) und hat erhöhte Leberwerte. Die werden weiter abgeklärt. Und heraus kommt: eine Autoimmunhepatitis. Unangenehm. Eine Autoimmunhepatitis ist eine Leberentzündung, deren Ursache unbekannt ist, die aber die Leber über die Länge der Zeit zerstören kann. Weshalb man sie behandeln sollte und zwar mit Corticosteroiden, im Volksmund nicht ganz korrekt als Cortison bekannt. Der irrationale Patient ist ein kluger Mann. Er macht sich kundig und sucht einen Leberspezialisten auf, in einer großen, universitären Einrichtung. Er nimmt alles an Befunden mit, was vorliegt, die Leberwerte werden noch mal kontrolliert und es wird eine kleine Probe aus der Leber entnommen. Nichts Schlimmes, ein Stich mit einer langen Nadel unter Ultraschallkontrolle. Alles wird bestätigt, eine Behandlung ist wohl nötig.

So weit hat sich der irrationale Patient ganz rational verhalten. Der Check-up, die weitere Abklärung und dann der Gang zum Spezialisten. Nicht irgendein Hepatologe, sondern eine anerkannte Kapazität auf seinem Gebiet muss es sein, an einer universitären Einrichtung, 150 Kilometer entfernt. Und jetzt verliert sich unser vorher rationaler Patient ins Irrationale. Er hat nämlich einen Bekannten, und dieser hat sich intensiv mit Naturheilkunde beschäftigt und betreibt eine Praxis zusammen mit einer ebenfalls naturheilkundigen Kollegin, die ein

Jahr in Tibet gelebt und gelernt hat. Er möchte die ganze Sache jetzt erst nochmals naturheilkundlich abklären und behandeln lassen. Von Cortison, sagt er, halte er nämlich gar nichts. Ich gebe zu bedenken: Vielleicht hat der Mann aus der Universitätsklinik, der renommierte Leberspezialist, doch eine etwas größere Erfahrung in der Behandlung solcher Sachen. Nein, den Einwand lässt der irrationale Patient nicht gelten. Die beiden Naturärzte hatten große Erfolge bei der Behandlung von Lebererkrankungen, außerdem tauschten sie sich mit den anderen Leberleuten, wie er sagt, aus.

Der irrationale Patient nervt. Da gibt es all diese Forschungen, Jahre, Jahrzehnte lang, die mühevollen Schritte und dann die Erfolge. Die Erfolge der Wissenschaft, der Ratio. Man kann den Menschen wirklich helfen. Man kann die Zerstörung der Leber verhindern, man kann solche Sachen wie Diabetes mellitus und Gicht behandeln, Lungenentzündungen heilen und die Lebenserwartung auf sagenhafte 80 Jahre oder mehr hochdrücken. Und dann kommt so ein Mensch, nimmt all die Diagnostik in Anspruch, das akkumulierte Wissen von Jahrzehnten und sagt einfach: »Ich mache jetzt erstmal die tibetanische Medizin.« Bizarr. So was kann einen richtig ärgern. Denn, das wissen wir ja auch, wenn es hart auf hart geht und die Tibet-Methode nicht funktioniert, fällt unser irrationaler Patient in das dicht geknüpfte Netz der westlichen Schulmedizin. Das nervt wirklich am meisten: Die Mischung aus Anspruch auf Diagnostik, Ablehnung der als arrogant empfundenen Schulmedizin und doch in der Sicherheit leben zu wollen: Im Zweifelsfalle werden die den Karren schon aus dem Dreck ziehen. So sieht's doch aus.

In der Medizin gehen die Dinge rational zu. Wir haben alles so schön geordnet, mit wissenschaftlichen Studien und Überprüfbarkeit. Wir haben das alles aufgeschrieben und in Leitlinien gegossen, die anerkannt und wirksam sind und Diagnostik und Therapie durchschaubar und kontrollierbar machen. Und dann kommt dieser irrationale Patient. Und weigert sich einfach, sich an die Spielregeln zu halten. Aber wir kennen ihn ja, wir sehen ihn täglich und wissen, wie er denkt oder nicht denkt, wie er fühlt und assoziiert und in einer anderen Welt lebt als wir. Wir haben ihn schon nach wenigen Sätzen durchschaut. Und setzen jetzt das gesamte Repertoire von Waffen, die uns zur Verfügung stehen, gegen ihn ein.

Wir können plump daherkommen und trotzig werden im Sinne von: »Na, das ist dann Ihre Entscheidung, es ist schließlich Ihre Gesundheit, die Sie schädigen, nicht meine.« Es geht natürlich auch anders, etwas subtiler. Wir nehmen ihn selbst erst einmal aus der Angelegenheit heraus und sprechen über die Krankheit im Allgemeinen, über medizinische Erkenntnisse, die Lücken und das Wissen, und enden dann aber auch wieder bei dem Punkt: »Jetzt können Sie entscheiden.« Man kann den Patienten auch in seinem eigenen Saft schmoren lassen und den Misserfolg seiner Bemühungen abwarten. Das wäre aber etwas gemein.

Es geht auch anders. Vielleicht sollten wir uns auf den irrationalen Patienten, wie man so schön sagt, einfach mal einlassen. Zumindest bis zu einem gewissen Grad.

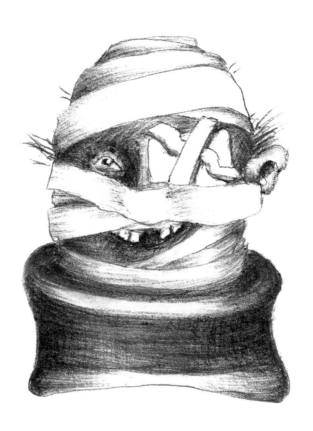

Der Kraftmensch

*Der Kraftmensch zieht das Ding durch,
von der Entfernung des eingewachsenen Zehennagels
bis zur subtotalen Ausschlachtung seines Oberbauches,
nach dem Motto: Bangemachen gilt nicht.*

Der Kraftmensch hat ein Karzinom der Bauchspeicheldrüse. Der Tumor ist noch klein, durch glückliche Umstände wurde er relativ frühzeitig entdeckt. Jetzt muss operiert werden. Es ist ein großer Eingriff, ein sehr großer Eingriff. Entfernt werden: die Bauchspeicheldrüse, Teile des Magens, des Zwölffingerdarms, die Milz, Lymphknoten. Man kann an dem Eingriff sterben, und wenn man überlebt, bleibt offen, wie lange. Denn häufig kommt der Tumor wieder, in irgendeinem Lymphknoten oder als Fernmetastase. Die wenigsten Menschen überstehen einen Bauchspeicheldrüsenkrebs. Das ahnt der Kraftmensch, aber ganz genau weiß er es nicht. Er will es auch nicht wissen. Er will die Sache jetzt angehen. »Herr Doktor, ohne Risiken geht nichts im Leben«, sagt er. »Aber da müssen wir jetzt durch.« »Ich glaube, Sie haben die richtige Einstellung«, sage ich. »Jetzt einen Schritt nach dem anderen machen, wissen, es kann schiefgehen, aber auch wissen: Sie haben eine gute Chance. Sie haben da eine sehr positive Grundhaltung.« – »Was soll's«, sagt er, »jammern nützt doch jetzt auch nichts, oder?« – »Nein«, sage ich, »da haben Sie recht. Jammern nützt nichts. Ich finde, Sie gehen die ganze Sache richtig an.« Aber ich denke: »Würde ich das auch so sehen? Ich glaube, ich könnte es nicht. Ich würde die Sache innerlich abhaken und denken: Das ist jetzt das Ende.

Ich habe zwar eine kleine Chance und werde sie auch nutzen, aber große Erwartungen setze ich nicht in sie.« Und damit unterscheide ich mich vom Kraftmenschen. Er meint es ernst. Er packt die Sache an. Er muss da durch. Klar, die Risiken, die gibt's sicher. Aber das stehen wir jetzt durch.

Der Kraftmensch ist ein angenehmer Patient für mich. Er macht es mir leicht. Er macht mit, er ist optimistisch und hadert nicht (→ Der Unentschlossene), er ist kooperativ. Ich spreche mit ihm über die Chancen und Risiken, gebe meinen Rat ab, und er sagt: »Jawoll, so machen wir es. Wird schon schiefgehen.« Ich weiß, und er weiß es manchmal auch, dass seine Kraft etwas vordergründig ist, etwas gewollt, vielleicht auch etwas gespielt. Und dass dahinter doch die Zweifel stehen, die schlaflosen Nächte, die Sorgen und die Tränen. Aber wenn es dann so weit ist, wenn die Sache losgeht, kann man sich auf den Kraftmenschen verlassen.

Als Kraftmensch wird man wohl geboren. Lernen kann man so was nicht. Man kann nicht lernen, im Angesicht der vielleicht tödlichen Krankheit zu sagen: »Das zieh ich jetzt durch.« Ein Kraftmensch zu sein hat etwas mit Naivität zu tun, mit einer sympathischen Naivität, auch etwas mit Verdrängung und Selbstbetrug. Aber ohne Frage: Der Kraftmensch hat es bei Krankheit leichter als andere Patienten.

Der Kraftmensch kann ganz unscheinbar aussehen. Klein, fast schmächtig. Er ist oft auch gar nicht besonders intelligent im konventionellen Sinne. Er muss auch in seinem anderen Leben, in seinem gesunden Leben, gar nicht stark sein oder erfolgreich entsprechend den üblichen Kategorien. Manchmal ist man ganz erstaunt, welche

Kraft in einem äußerlich ganz unscheinbaren Menschen stecken kann.

Gelegentlich ist der Kraftmensch aber wirklich stark. Dann steht er vor mir. Er ist 1,96 Meter groß, wiegt über 100 Kilo, ein guter Teil davon sind Muskeln, und sie sind gut trainiert. Er ist tätowiert und hat ein etwas kindliches Gesicht. Außerdem eine chronische Hepatitis C, eine Leberentzündung. Hat er sich bei seinem Heroingebrauch zugezogen und ich soll mich nun darum kümmern. Mache ich gerne. Ich schaue zu ihm hoch und fühle mich ziemlich klein und schwach. Aber Respekt muss sein. Ich habe, wenn es darauf ankommt, einen kräftigen Händedruck, einen sehr kräftigen. Der Kraftmensch steht also vor mir. Ich gehe auf ihn zu. »Guten Tag«, sage ich, »mein Name ist Block«, und ich gebe ihm die Hand. Und fühle, während ich zudrücke, die kantigen Ringe, die der Kraftmensch trägt. »Was führt Sie zu mir?«, frage ich ihn und erhöhe den Händedruck, maximale Stärke. Der Kraftmensch knickt in den Knien ein. Die Ringe. Sie tun ihm weh unter dem Druck. »'tschuldigung«, sage ich, »ich wollte Ihnen nicht wehtun. Nehmen Sie bitte Platz«, und weise auf die teuren Schwingstühle vor meinem Schreibtisch. Ich habe gewonnen. Jetzt noch meine geballte ärztliche Kompetenz und wir sind dauerhafte Freunde, der Kraftmensch und ich.

Der Krankenhauspatient

Der Krankenhauspatient ist ein Dienstleistungsgegenstand,
mit dem eine Rendite erwirtschaftet wird,
oder ein Störfaktor in einer rotierenden Gesundheitsindustrie.

Der Krankenhauspatient geht nicht ins Krankenhaus, er wird eingewiesen. »Da geht's lang!«, sagt man ihm, und er folgt der Weisung. Es hat was mit Gehorsam zu tun. Die Einweisung als obligatorisches Element am Beginn des Krankenhausaufenthalts hat der Krankenhauspatient zutiefst verinnerlicht. »Ich musste mich gestern Nacht selbst einweisen«, sagt der Patient, der sich wegen seiner Herzschmerzen in der Notaufnahme seines Heimatkrankenhauses vorgestellt hat. Und nicht: »Ich bin gestern ins Krankenhaus gegangen.«

Wenn er dann im Krankenhaus ist, eingewiesen und aufgenommen wurde, legt er als Erstes die Zeichen seines bürgerlichen Lebens ab: die Kleidung, seinen Schutz, seine Würde. Er ist fortan ein Wesen im Pyjama oder Nachthemd, gerne auch hinten offen. Das macht ihn schwach.

Der Krankenhauspatient erlebt vieles, was er nicht versteht. Er weiß nämlich nicht, dass er im Krankenhaus ein Störfaktor ist, der möglichst reibungslos durchgeschleust werden soll. Individualität, eigene Vorstellungen oder am Ende sogar Sonderwünsche sind unerwünscht. Er unterliegt dem Missverständnis, er sei der kranke Mensch, dem ärztliche und pflegerische Zuwendung zuteil werden müsse. Schließlich ist er krank. Aufgabe des Krankenhauses ist es, so glaubt er, ihn zu pflegen und wieder gesund zu machen. Dafür hat er ja jahrelang in seine Krankenkasse eingezahlt. Und außerdem ist er derjenige, mit dem das Krankenhaus Geld verdient. Eine Serviceeinrichtung, ein Dienstleistungsbetrieb.

Natürlich hat er mit all dem recht. Aber er vergisst leicht, dass sein Krankenhaus und die Menschen, die darin arbeiten, nicht unbedingt miteinander identisch sind, sondern sich vielleicht sogar als Gegner empfinden, zumindest unterschiedliche Interessenschwerpunkte haben. Die Menschen, die im Krankenhaus arbeiten, fühlen sich vielleicht nicht ausreichend bezahlt oder sie leiden unter dem Stellenabbau und dem Druck, immer mehr in immer kürzerer Zeit leisten zu müssen. Sie sind vielleicht sogar selber krank und haben Burn-out (→ Der Burn-out-Patient). Tatsächlich sind der Krankenhauspatient und die vielen Menschen, die um ihn herum arbeiten, Teil eines Systems, das ständig umzukippen droht.

Der Krankenhauspatient bekommt möglichst rasch eine Diagnose oder zwei oder noch mehr. Danach wird abgerechnet, danach berechnet sich der Wert oder der Verlust für das Krankenhaus. Dafür gibt es die DRGs, das spricht sich: Di Ar Dschies. Und bedeutet: Disease-related-Groups. Nach den DRGs richten sich das Honorar und die zugestandene Liegezeit. Wird die überschritten, rutscht die Bilanz für das Krankenhaus ins Minus. Geld gibt es, wenn der Patient ins Krankenhaus aufgenommen und durchgeschleust wird, und nicht dafür, was an ihm an tatsächlicher Leistung geleistet oder von ihm an Liegezeit abgelegen wird.

Viele Stunden des Tages liegt der Krankenhauspatient einfach nur im Bett herum. Weshalb man ja auch von Liegezeit spricht. Manchmal setzt er sich an den kleinen, quadratischen Tisch mit der pflegeleichten Kunststoffoberfläche und nimmt hier seine Mahlzeiten ein, die ihm in kompakt konstruierten Tabletts serviert werden. Oder er zieht einen Morgenrock über und begibt sich zum Krankenhaus-Kiosk, um eine Zeitung zu kaufen. Einmal am Tag kommt die Visite. Dann stehen Menschen um ihn herum und blicken auf ihn nieder. Auch sie tragen eine Art Anstaltskleidung: Kittel und Uniformen, aber keinen Pyjama oder ein Nachthemd, so wie er. Das ist für ihn am Anfang ein seltsames Gefühl, wenn er da so unter seiner Bettdecke liegt und die Menschen um ihn herum stehen und auf ihn nieder schauen. Und er schaut zu ihnen auf.

Der Krankenhauspatient bleibt Krankenhauspatient. Meistens wird es ihm gar nicht bewusst, dass er so etwas ist. Er durchläuft die Rituale und Stationen, er lässt Fieber und Blutdruck messen und steht um 10 Uhr vor der Röntgenabteilung mit seinem Konsilschein in der Hand. Er leidet, ist unzufrieden oder fühlt sich umsorgt und betreut und behandelt. Oder wichtig.

Aber manchmal ahnt der Krankenhauspatient auch, dass er ein Krankenhauspatient ist. Dann kann er mit seinem Schicksal hadern, mit den absonderlichen Regularien und Formalien und den Hierarchien, an deren untersterm Ende er steht.

Oder er ist ein wirklich großer Mann. Ich hatte ihn eingewiesen, am Donnerstag, wegen einer sehr unangenehmen Sache. Irgendetwas verlegt den Gallengang, die Galle fließt nicht mehr ab, der Mann wird gelb. Das Ganze ist sehr unangenehm, zumal, und das weiß der Mann, hinter all dem auch etwas Bösartiges stecken kann. Aber der Kollege im Krankenhaus, der die notwendige Untersuchung machen könnte, ist auf einer Fortbildung und der andere, der es ebenfalls könnte, hat sich, es ist Februar und glatt auf der Straße, das Handgelenk gebrochen und fällt auch aus. Alles sehr unangenehm. Denn eigentlich hatte der Patient am Wochenende nach Süddeutschland fahren wollen. Seine Mutter wurde 80. Er hängt jetzt also erstmal im Krankenhaus fest, aber nichts passiert. Er fühlt sich gar nicht so schlecht.

Als ich ihn dann am Freitag besuche, in seinem Vierbettzimmer, sind seine drei Zimmergenossen in Pyjama und Morgenrock, er selbst hat sich seine bürgerliche Kleidung wieder angelegt. So richtig ist er noch nicht im Krankenhaus angekommen. Wir gehen auf dem Flur spazieren. Heute geschieht nichts mehr, außer Blutabnahmen. Die Untersuchung ist jetzt für Montag geplant. Er muss im Krankenhaus bleiben, in das ich ihn eingewiesen habe, und er wäre doch so gerne zum Geburtstag der alten Mutter gefahren. Er tut mir leid, ich fühle mich nicht ganz unschuldig an seinem Dilemma, und ich sage es ihm. »Ach Herr Block«, antwortet er demütig-hintergründig lächelnd, »ich habe mich jetzt einfach dem System unterworfen.«

Sich dem System unterwerfen. Wahrscheinlich das Beste, was ein Krankenhauspatient machen kann. Würde ich auch so machen. Der Apparat ist so gewaltig, so undurchschaubar und träge und doch unaufhaltsam dahinfließend, dass der Einzelne sich eigentlich nur ein- und unterordnen und die Initiative komplett abgeben kann. Und nicht mehr mit seinem Schicksal und seiner Rolle als Krankenhauspatient hadert.

Aber dann geschehen solche Sachen: Meine internistische Ausbildung mache in einem Krankenhaus der Maximalversorgung, einer renommierten universitären Einrichtung mit Forschung und Lehre. Es gibt sicher keinen besseren Platz weit und breit, wenn man, sagen wir mal, polytraumatisiert nach einem desaströsen Crash auf der Autobahn per Hubschrauber irgendwo hingebracht werden sollte oder wenn man ein neues Herz oder eine neue Leber braucht. Aber manchmal habe ich dort Erlebnisse wie dieses: Es ist 17.30 Uhr, ich habe noch irgendwas im Haus zu machen oder zu holen und komme auf dem Weg durch die unendlich langen Gänge auch an der Röntgenabteilung vorbei. Kein Mensch mehr weit und breit zu sehen. Aber in dem menschenleeren Gang steht noch ein Bett. Ich bleibe stehen und schaue rüber. Ein magerer Arm hebt sich über den Rand des Bettgitters. Und dann höre ich die dünne, leise Stimme eines alten Mannes, eines Greises. »Hilfe, Hilfe.« Nichts Besonderes. Kein Notfall. Er wartet nur auf seine Röntgenaufnahme, dann wird er wieder von einem Mitarbeiter des Krankentransportdienstes abgeholt und zurückgefahren zur Station. Der Krankenhauspatient.

Der Krebspatient

*Der Krebspatient ist allein mit einer Krankheit,
die er nicht versteht, umgeben von Ärzten, die eine
andere Sprache sprechen als er, und ohne Zeit, diese zu lernen.*

Der Krebspatient war eben noch kerngesund und ist plötzlich schwer krank. Das unterscheidet ihn von anderen Patienten. Der Hochdruck-Patient war schon vorher etwas dick, und bei den jährlichen Vorsorgeuntersuchungen (→ Der Check-up-Patient) war der Blutdruck immer mal wieder etwas erhöht. »Das müssen wir aber im Auge behalten«, hatte sein Doktor gesagt. Und irgendwann ist es dann so weit: Man sollte wohl Tabletten nehmen. So geht es auch beim Cholesterin, beim Zucker und bei der Arthrose und der chronischen Bronchitis. Hat sich alles irgendwie abgezeichnet, man kann sich langsam drauf einstellen. Und richtig krank ist man auch nicht.

Beim Krebspatienten ist das ganz anders. Er hatte den PSA-Wert untersuchen lassen oder sie war bei der Mammographie gewesen. Blut im Stuhl, Magenschmerzen, Gelbsucht. Dann rasch die Diagnostik und schon ist der Fall klar: Krebs. Er fühlt sich gesund, der Krebspatient, und nun das. Ab jetzt geht alles schnell.

Vom Tag der Diagnose an steht der Krebspatient unter Zeitdruck. Alles soll schnell gehen. Weil mit Krebs nicht zu spaßen ist, und außerdem will man die Sache hinter sich bringen. Wobei der Krebspatient gar nicht so genau weiß, was die Sache ist. Er startet in ein Rennen, dessen Regeln er genauso wenig kennt wie das Ziel und die ungefähre Dauer. Aber er fängt an zu laufen und er weiß, dies ist seine einzige Chance. Er hat wenig Zeit zu verschnaufen. Es kommen die Staginguntersuchungen, die ganze brutale Welt der Apparatemedizin. Dann die Operationen, die Bestrahlungen, die Chemotherapien. Wenn er die erste Welle von Diagnostik und Therapie hinter sich hat, war noch keine Gelegenheit gewesen, einmal ohne Druck und Spannung über sich, seine Krankheit, seine Ängste und Hoffnungen nachzudenken. Immer wieder, besonders nachts, hat er gegrübelt. Aber er war mittendrin im Geschehen, die nächsten Untersuchungen standen an, die nächsten Therapien.

Der Krebspatient führt ein Leben in der Röhre: CT, Kernspintomographie, PET. Es sind die Nachsorgeuntersuchungen und die kleinen und die großen Beschwerden, die neuen Schmerzen, die abgeklärt, und die alten Befunde, die kontrolliert werden. Sie gehen an die Substanz, die ständigen Arztbesuche, die Überweisungen, die zeitraubenden und unangenehmen Untersuchungen. Aber wenn eine Weile nicht kontrolliert wird, machen sich noch mehr Sorgen breit.

Der Krebspatient investiert viel Zeit und Lebensqualität, er leidet und hat Angst. Das kann er nur, wenn er eine Chance auf ein besseres Leben nach all den Untersuchungen und Behandlungen sieht. Und an dieser Stelle rutscht der Krebspatient, wenn er nicht aufpasst, in eine tückische Unmündigkeit hinein.

Der Krebspatient und sein Arzt sprechen zwar über die Krankheit, über die ganzen Untersuchungen, die notwendig sind, die Operationen und Medikamente, die Risiken und Chancen. Aber verstehen sie sich wirklich, der Krebspatient und sein Arzt? Eher nicht. Weil der Krebs-Arzt anders denkt als sein Patient und meistens auch anders als der Rest seiner Kollegen. Nämlich so: Auf einer Fortbildungsveranstaltung stellt er die Erfahrungen mit einem neuen Krebs-Medikament vor und summiert alles mit den Sätzen: »Das ist für uns ein ganz großer Schritt nach vorne. Es gibt Patienten, die davon ganz erheblich profitieren.« Gesprochen hat er über ein Präparat, das die Ansprechrate auf die Chemotherapie um 10 Prozent verbessert. Für die Dauer von vier Monaten.

Wenn er Glück hat, der Krebspatient, hat er es irgendwann geschafft. Die Sache ist erledigt. Das geht manchmal schnell. Die Prostata ist raus, alles, was bösartig ist, konnte entfernt werden. Heilungschance: 99 Prozent. Oder der Darmkrebs. War klein, überschaubar, man kann dem Krebspatienten sagen: Vergessen sie ihn, der kommt nicht wieder. Aber oft bleibt die Unsicherheit. Und immer wieder: die Untersuchungen, die Unsicherheit, die Angst.

Der Krebsvorsorger

*Der Krebsvorsorger ist das Opfer guten Willens,
politischen Kalküls, aggressiven Medizinmarketings
und seiner eigenen Ahnungslosigkeit.*

DER KREBSVORSORGER SCHIEBT die Sache erstmal eine Weile vor sich her. Besonders, wenn er männlich ist. Denn dann heißt Krebsvorsorge: Jemand steckt ihm einen Finger oder einen Schlauch in den Darmausgang, und mit solchen Sachen tun wir Männer uns schwer. Frauen sind da beherzter und haben sich von früh auf daran gewöhnen müssen, sich unterleibstechnisch untersuchen zu lassen.

Und dann ist da natürlich noch die Angst vor dem Ergebnis. Schließlich reden wir von Krebs und das Thema mögen wir eigentlich überhaupt nicht. Zumindest nicht bei uns selbst. Aber irgendwann, für Frauen schon früh, nämlich mit 20, für Männer erst mit 50, wird es relevant. Dann wird uns eine Krebsvorsorgeuntersuchung angeboten, empfohlen, aufgedrängt. 2007 sollte sie sogar per Gesetz zur Pflicht gemacht werden: Alle müssen hin. Das hat dann ja bekanntlich nicht geklappt. Aus gutem Grund: Die Krebsvorsorgeuntersuchungen sind wesentlich schlechter als ihr Ruf. Inzwischen wissen es die meisten: Der Aufwand ist riesig, die Kollateralschäden sind groß und der Nutzen sehr bescheiden. Beispiel Brustkrebs: 1000 Frauen müssen jährlich zur Mammographie gehen, damit innerhalb eines Zeitraums von zehn Jahren eine, höchstens zwei von ihnen der Untersuchung ihr Leben verdanken. Und für die 998 anderen Frauen ist diese Untersuchung einfach nur belastend. Viel besser steht es auch nicht um die anderen Krebsvorsorgeuntersuchungen, bei den meisten sieht es sogar deutlich schlechter aus. Das weiß der Durchschnitts-Krebsvorsorger aber nicht.

Der Durchschnittspatient sieht die Sache so: »Eigentlich ein tolles Angebot der Kasse. Ich bin zwar gesund, aber die übernehmen trotzdem die Kosten. Gebärmutterkrebs, Hautkrebs, Brustkrebs, Darm- und Prostatakrebs – alles abgedeckt.« Doch die tatsächliche Bedeutung der Vorsorgeuntersuchung für die eigene Gesundheit und die Lebenserwartung wird vom Krebsvorsorger dramatisch überschätzt. Denn: Krebsvorsorge ist eine Massenmaßnahme, die nur bei Massenuntersuchungen wirksam wird. Die meisten Individuen dieser großen Menschenherde, die da untersucht wird, würden ja auch ohne Krebsvorsorge munter weiterleben. Wenn man ehrlich mit dem Krebsvorsorger spricht, kann man ihm nur sagen: »Gehen Sie hin oder lassen Sie es, für Sie selbst ist der Nutzen gering. Aber: Was immer Sie tun oder lassen, tun Sie es entspannt und freiwillig.«

Aber der Krebsvorsorgegedanke hat sich fest in unsere Vorstellung von umfassender medizinischer Versorgung eingefressen, und darum laufen die Programme ungebremst in hohem Tempo weiter – bisher noch mit freiwilliger Teilnahme, aber, auf krummen Wegen, immer mehr verpflichtend.

Der deutsche Mensch ist im Grunde immer krank (→ Der Bagatellpatient). Er geht ja jetzt schon freiwillig achtzehnmal im Jahr zum Arzt, 93 Prozent von uns tun das (→ Der Arztgeher). Und ein Drittel von uns ist ohnehin chronisch krank, von den Über-50-Jährigen ist es die Hälfte (→ Der Chroniker). Und die kosten Geld. Und darum gibt es ja die Chronikerprogramme, die die kostengünstige, effiziente Versorgung der Chronikerherde garantieren, nach industriellen Standards. Im Idealfall wäre die Hälfte der Über-50-Jährigen in mindestens einem Chronikerprogramm, viele auch in vielen.

Und die Chronikerprogramme beinhalten Fallen. Zum Beispiel so etwas: Im Herbst 2009 treffen sich im *Hotel Grand Elysee* am Dammtor in Hamburg die HIV-Behandler Niedersachsens und Hamburgs. Verbesserung der Behandlungsqualität bei der HIV-Infektion ist das Thema. Gerade ist eine Qualitätsvereinbarung zwischen HIV-Behandlern und Krankenkassen in Kraft getreten, die die Behandlung dieser chronischen Krankheit inzwischen regelt und eine angemessene Honorierung garantiert. Alle Anwesenden haben gute Absichten. Ein Thema ist herauszuarbeiten, welche regelmäßigen Kontrolluntersuchungen wir bei unseren Patienten durchführen müssen – im Hinblick auf die Erkrankung, im Hinblick auf die Therapie und ihre Nebenwirkungen und im Hinblick darauf, dass die Betroffenen jetzt langsam zu Senioren werden. Und in dem Wunsch, es wirklich gut zu machen, werden zahlreiche Untersuchungen empfohlen, die regelmäßig durchzuführen sind. So weiß man, dass bei HIV-Patienten das Risiko für den sonst seltenen Krebs am Darmausgang, das Analkarzinom, deutlich erhöht ist. Und natürlich tritt bei älter werdenden und alten Männern mit einer gewissen Wahrscheinlichkeit irgendwann einmal das Prostatakarzinom auf. Also werden Screeninguntersuchungen für das Analkarzinom und das Prostatakarzinom kurzerhand in den Fundus der Kontrolluntersuchungen bei HIV-Infektion aufgenommen. Allerdings gibt es derzeit nicht den geringsten Anhaltspunkt dafür, dass sich durch regelmäßige Kontrollen die Früherkennung und Therapierbarkeit des Analkarzinoms verbessern lassen. Vieles spricht dafür, dass es auch niemals einen Anhaltspunkt hierfür geben wird. Es funktioniert einfach nicht. Und beim Prostatakarzinom ist die Sache noch vertrackter: Eigenartigerweise scheint das Prostatakarzinom bei HIV-Patienten seltener zu sein als in der übrigen Bevölkerung. Und schon bei dieser ist der Wert der üblichen Trias: Tasten, Ultraschall, PSA-Wert-Bestimmung nach wie vor nicht belegt.

Und was ist die Folge all unseres guten Willens? Wir Ärzte treffen in bester Absicht mit den Krankenkassen eine Qualitätsvereinbarung. Diese beinhaltet eine hochwertige Versorgung inklusive regelmäßiger Kontrollen und Vorsorgeuntersuchungen. Das ist die Leistung, die wir als Gegenwert für das ausgehandelte Honorar einbringen – eine Leistung, zu deren Durchführung wir uns bindend verpflichten. Und da wir sie an unseren Patienten durchführen, verpflichten wir diese, ohne sie zu fragen, gleich mit. Und so haben wir, ohne es im Grunde zu wollen, gleich zwei verpflichtende Krebsvorsorgeuntersuchungen etabliert, von denen eine höchstwahrscheinlich völlig wertlos und die andere von äußerst zweifelhaftem Nutzen ist. In jedem Falle muss der Patient die Suppe auslöffeln.

Das ist die Krebsvorsorge: Leistungserbringer und Kostenträger verhandeln und einigen sich auf ein Handlungsprogramm, das diagnostische und therapeutische Maßnahmen umfasst und deren Honorierung regelt. Und das Objekt, an dem all die Leistungen und Therapien dann durchgeführt werden, ist unser Patient. Aber gefragt dazu wird er nicht. Er ist Nutznießer oder Opfer, je nach Perspektive. Dabei wäre die Alternative ganz einfach. Man müsste die routinemäßig durchzuführenden Kontrolluntersuchungen auf ein Minimum beschränken und im Übrigen tun, was die ärztliche Kunst ausmacht: sich individuell den Beschwerden und Wünschen des Ratsuchenden zuwenden (was dann auch eine Untersuchung des Darmausganges oder der Prostata beinhalten könnte).

Der Medizinkritiker

*Je besser die Medizin, desto härter die Kritik an ihr –
meistens an der falschen Stelle.*

DER MEDIZINKRITIKER HAT ES nicht leicht. Auf der einen Seite hat er einen Groll gegen den Medizinbetrieb, der sich zu richtigem Hass steigern kann. Auf der anderen Seite braucht auch der Medizinkritiker manchmal einen Arzt. Das ärgert dann den Medizinkritiker und er reibt sich noch mehr am System.

Medizinkritik ist uralt. Schon in der Bibel blitzt sie manchmal durch. Während seiner Wanderungen begegnet Jesus auch einer Frau, bei der es über Jahre zu Blutungen, ich vermute genitalen Blutungen, gekommen war. Sie hatte, so berichtet Matthäus, ihr ganzes Vermögen an Ärzte verloren, ohne dass ihr geholfen worden war. Lange Zeit, die gesamte Geschichte hindurch, wurde der Arzt immer wieder als unfähig und geldgierig dargestellt. Genau wie heute. Nun weiß man: Über Jahrtausende war ärztliche Kunst, nach heutigen Maßstäben, ja tatsächlich recht erfolglos. Das änderte sich mit dem Aufblühen der wissenschaftlichen Medizin in der zweiten Hälfte des 19. Jahrhunderts. Von da an erlebten Medizin und Ärzte einen kometenhaften Aufstieg. Und wurden die Halbgötter in Weiß.

Es waren schließlich die politischen und gesellschaftlichen Veränderungen der 1960er Jahre, die auch den Arzt entzauberten. Plötzlich sahen wir Ärzte uns der Kritik ausgesetzt, und unsere ersten Reaktionen changierten zwischen Beleidigtsein und Empörung. Von »Arzthetze« war da die Rede und einer »Treibjagd auf die Mediziner«.

Die Kritik kam von außen, einer der populärsten Medizinkritiker seiner Zeit war Manfred Köhnlechner, sie kam aber auch aus der Zunft selbst: Julius Hackethal war einer der bekanntesten. Inzwischen hat sich ein solides Gleichgewicht eingestellt. Die Medizin legt weiter eine bewundernswerte Leistung nach der anderen vor und wird weiter bewundert, und auch die Kritiker halten ihre Position und fahren fort, die Finger in die Wunden des modernen Medizinbetriebes zu legen. Wahrscheinlich eine sehr gesunde Entwicklung.

Nur: Der durchschnittliche Medizinkritiker liegt meistens mit seiner Kritik daneben. Das hängt mit seiner Biographie zusammen. Oft ist der Medizinkritiker ein enttäuschter Patient, Opfer von Krankheit, von tatsächlichen oder eingebildeten Behandlungsfehlern – er würde von »Ärztepfusch« sprechen –, das seine eigenen schlechten Erfahrungen auf das gesamte System projiziert. Oder er formuliert eine mehr oder weniger politisch begründete Kritik: Arzt und Krankhaus und Krankenkassen, das ganze System, sind irgendwie »die da oben«, während er »der da unten« ist. Ein Gutteil der Kritik ist Ressentiment.

Wir Ärzte genießen bei unseren Mitmenschen ein hohes Ansehen. Unter allen Berufen liegt unsere Arbeit seit Jahren auf dem ersten Platz der Hochachtung. Entsprechend stark ist das Bedürfnis, dieses übermenschliche Wesen auch mal auf ein normales Niveau herunterzuholen. Das ist verständlich, und ich glaube, wir Ärzte sollten damit stressfrei leben und auch den Wahrheitsgehalt, der in diesem Verhalten liegt, anerkennen. Was die meisten von uns übrigens auch gut können. Aber unser Medizinkritiker hat ein Problem. Auf der einen Seite sind da diese

Vorbehalte, diese Kritik, das Besserwissen. Auf der anderen Seite: Man ist nun mal in mancher Situation auf die Ärzte und ihr System angewiesen. Aber nicht nur angewiesen in einem pragmatischen Sinne. Es ist noch schlimmer. Wenn man krank ist, sich Sorgen macht, möchte man nicht nur einen kompetenten Arzt haben, man möchte vertrauen können, abgeben, sich sicher fühlen (→ Der Vertrauende). Dieser Zwiespalt führt zu Problemen.

Wahrscheinlich viel öfter als ich glaube, sitzen mir Menschen gegenüber, die eigentlich ein ziemlich negatives Bild von den Ärzten und dem Medizinbetrieb, vielleicht auch von mir haben. Manchmal blitzt das in einem Wort oder einer Frage durch. Der raffinierte Medizinkritiker kennt einen Trick. Er teilt und differenziert: »Die meisten Ärzte haben keine Zeit, nehmen mich nicht ernst, ich habe da ganz schlechte Erfahrungen gemacht«, aber: »Sie sind anders.« Diese Variante ist schmeichelhaft, aber gefährlich. Ich bin nämlich nur so lange für den Medizinkritiker anders, wie ich an die richtige Stelle in seinem Bild passe, das eine gute und eine schlechte Seite kennt. Und ganz schnell kann ich auch zu den Bösen gehören.

Der Medizinkritiker ist obligatorischer Bestandteil des Medizinsystems einer Gesellschaft im dritten Jahrtausend. Er ist das notwendige Korrektiv einer prosperierenden, markt- und machtorientierten Medizingesellschaft. Aber gleichzeitig ist er auch ihr tragisch-komisches Produkt. Er ist gegen Tierversuche, aber beklagt sich über Risiken und unerwünschte Nebenwirkungen der Tabletten, die er nehmen möchte. Er ist empört über die Gewinne der Pharmaindustrie, aber erwartet selbstverständlich eine maximale Therapie, wenn er auf einer Intensivstation liegt. Er möchte die Halbgötter in Weiß vom Sockel herunterholen, aber ist dankbar, wenn der Chirurg nachts um 3 Uhr seinem Kind den vereiterten und perforierten Blinddarm entfernt und ahnt nicht, dass dieser Chirurg mit seinem Stressjob eine Lebenserwartung von nur 58 Jahren hat. Er beklagt sich, dass seine Bank ihm für sein Erspartes nur 1,6 Prozent Zinsen gibt, aber findet außerdem, dass die Pharmaindustrie, bei der die Bank sein Geld anlegt, zu hohe Renditen erzielt.

Man kann die Sache drehen und wenden wie man will: Nach der Bauindustrie gilt die Medizinbranche als die am meisten korrupte in Deutschland. Was auch nicht wundert. Sie boomt. Sie ist eine Zukunftsbranche. Aber ich möchte trotzdem eine Lanze brechen für das Gesundheitssystem. Ich glaube: Es gibt wenige Länder, in denen der Zugang zu ärztlichen Leistungen so gerecht möglich ist wie in Deutschland. Wir haben einen extrem hohen Standard medizinischer und operativer Behandlungen. Das System ist durchschaubar, kontrollierbar und kritisierbar. Und die Lebenserwartung in Deutschland ist hoch.

Ich bin Arzt, aber auch da, wo ich zum Patienten werden könnte, da wo ich zum Patienten wurde und wo meine Angehörigen zu Patienten wurden, hatte ich nie ein ungutes Gefühl. Alles zusammengenommen, kann ich sagen: Wenn ich krank sein sollte, möchte ich das in Deutschland sein.

Der Mobbingpatient

Mobbing ist die Krankheit einer brutalisierten Arbeitswelt, und wer das Opfer ist und wer der Täter, ist nie ganz klar.

Der Mobbingpatient ist ein merkwürdiges Phänomen. Seine Haltung oszilliert irgendwo zwischen Leiden und Vorwurf und Anspruchsdenken. Und ich weiß nicht, was eigentlich bei ihm dominiert. Natürlich steht zunächst einmal das Leiden im Vordergrund. Es sind die funktionellen Beschwerden, also Sachen wie Schlaflosigkeit, Bauchschmerzen, Kraftlosigkeit oder Depressionen. Meistens kommt der Mobbingpatient schnell zum Punkt. Manchmal mit den Worten: »Übrigens, ich bin auch Mobbingopfer.« Gelegentlich kommt das Thema aber auch erst im Gespräch auf den Tisch, wenn ich nach irgendwelchen Belastungen frage, nach Stress, Ärger oder Kummer, die vielleicht die Ursache der Bauchschmerzen sein könnten. »Ja, das kann gut sein. Stress habe ich genug. Das ist schon richtig Mobbing.«

Mobbing ist in jeder Hausarztpraxis, aber auch für die Spezialdisziplinen eine tagtägliche Diagnose. Als solche kann man Mobbing tatsächlich fast bezeichnen. Und Mobbing wird mehr. Bestimmt gab es das schon immer, wurde aber wahrscheinlich als Problem seltener erkannt und verdrängt oder hatte andere Namen. Mobbing nimmt zu, weil wir es häufiger so nennen.

Manchmal gibt es auch sehr seltsame Situationen. Dann sitzt die Mobbingpatientin im Wartezimmer und wartet. Sie ist nicht allein, ich hatte heute einige überraschend zeitaufwändige Patienten, und meine sonst recht gute Terminplanung ist aus dem Ruder gelaufen. Das

Wartezimmer ist voll. Aber die Mobbingpatientin ist die nächste. Ihre Bauchschmerzen sind so schlimm geworden, sie kann nicht arbeiten, sagt sie und braucht eine Krankmeldung. Bekommt sie auch. Wenig später sitzt mir eine andere Dame gegenüber. Keine Mobbingpatientin. »Das war mir jetzt aber mal peinlich«, sagt sie zu mir. »Im Wartezimmer war da diese Frau« – das war die Mobbingpatientin –, »die ist bei mir in der Abteilung, mit der haben wir alle nur Probleme.« So etwas ist mir natürlich auf der einen Seite immer etwas unangenehm. Was soll ich sagen? Ich sage gar nichts oder so was wie: »Oh je.« Aber gespannt bin ich doch, auch wenn ich das nicht zeigen darf. Ich schaue dann fragend mein Gegenüber an und warte erstmal. Meine Hoffnung wird nicht enttäuscht. Jetzt höre ich nämlich die andere Seite: Unsere Mobbingpatientin sei eine furchtbare Nervensäge. Sie sei intrigant, unzuverlässig und spiele einen gegen den anderen aus. Sie habe das Klima in der ganzen Abteilung ruiniert. Mehr will ich dann auch nicht wissen, man soll es nicht übertreiben. Also beende ich das Gespräch vorsichtig, aber bestimmt mit allgemeinen Floskeln wie »Na ja« oder ratlosen Blicken und kümmere mich dann um den Fortgang der eigentlichen Sprechstunde. Aber ich bin nachdenklich geworden.

Früher wurde bei Konflikten zwischen dem Einzelnen und der Gruppe eine Ursache, eine Schuld, meistens beim Einzelnen gesucht. In der modernen Mobbing-Situation ist das genau umgekehrt. Und es ist manchmal wirklich schwierig, die Verhältnisse zu entwirren. Für mich als Arzt dürfte es überhaupt nicht möglich sein und ich bin, das muss ich gestehen, heilfroh, dass das auch nicht meine Aufgabe ist. Ich kann mich darauf beschränken, meine Diagnostik zu machen, mit einer Magenspiegelung sicherzustellen, dass hinter den Oberbauchschmerzen kein Geschwür und erst recht kein Krebs steht und dann die Sache gepflegt in andere Hände abgeben. Heilfroh auch aus einem anderen Grund: Nach meiner Erfahrung ist es extrem schwierig, eine verfahrene Mobbingsituation wieder zu richten. Dagegen ist die Behandlung eines Magengeschwürs ein Kinderspiel.

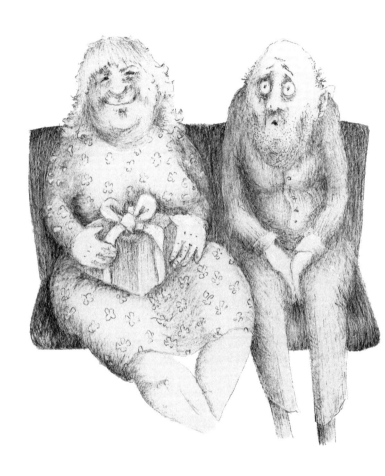

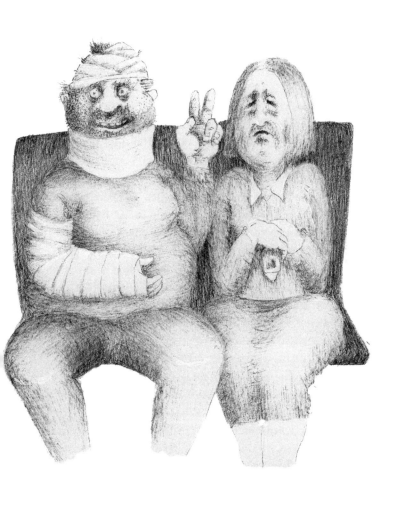

DER MODEKRANKE

Die Modekrankheit ist plötzlich da, keiner weiß warum,
jeder will sie haben und dann: kommt die nächste.

EIN PATIENT MIT EINER MODEKRANKHEIT weiß nicht, dass seine Krankheit in Mode ist. Und er vielleicht nur deshalb glaubt, sie habe auch ihn erwischt. Je mehr die Krankheit en vogue ist, desto überzeugter ist er, sie zu haben (→ Der Fanatiker). Aktuell on top: Fibromyalgie, ADS, Borreliose. Immer aktuell: Schleudertrauma. Leicht im Abschwung: Candida, Pilze im Darm. Candida war für gastroenterologische Patienten die Topdiagnose der letzten zehn Jahre. Sie wird, wenn es um Bauchprobleme geht, aber verdrängt durch Glutenunverträglichkeit (Blähungen) und Lactoseintoleranz (Durchfall).

Der Patient mit einer Modekrankheit ist meistens gut informiert (→ Der Aufgeklärte). Er kennt die Berichte von Leidensgenossen aus dem Internet und erkennt sich wieder. Er hat ein komplexes Erklärungsmuster für die Ursachen und Wirkungen des Krankheitsgeschehens, das nicht unbedingt schulmedizinisch plausibel sein muss, aber in sich schlüssig ist und keine Fragen offenlässt. An einer Modekrankheit leiden und von ihr überzeugt sein, liegen eng beieinander.

Medizinische Moden entstehen in einem Humus aus Unwissen, Mythos und handfesten wirtschaftlichen Interessen. Irgendwann sind sie plötzlich da und die Dynamik von Patient und Arzt schaukelt die Sache hoch.

»Schilddrüse« gehört dazu. Sie muss für alles herhalten, was die Lebensqualität trübt, aber nicht so einfach zu erklären ist. Abgeschlagenheit, Stimmungsschwankungen, Gewichtszunahme oder -abnahme, Schlafstörungen, Haarausfall und trockene Haut. Den Schilddrüsenpatienten produzieren wir selber. Zum Beispiel mit den Schilddrüsenwochen, die wir vom 26.–30. April 2010 proklamiert haben. Wir, das sind mehrere pharmazeutische Unternehmen, Fachgesellschaften, eine Ärztezeitung und ein Forum *Schilddrüse e. V.,* und ich gehöre natürlich auch dazu, indem ich das Plakat, das dieses endokrinologische Großereignis ankündigt, in meinem Wartezimmer aufhänge. Nämlich: Über 25 Millionen Menschen in Deutschland haben eine kranke Schilddrüse. Jeder Dritte. Da liegt schon mal der Verdacht nahe, dass meine Beschwerden irgendwas mit der Schilddrüse zu tun haben, wenn die Trefferquote, eine kranke Schilddrüse zu haben, bei über 30 Prozent liegt.

Der Patient mit der Modekrankheit greift instinktsicher aktuelle Trends auf, verstärkt sie und macht sie zu Dauerbrennern. Helicobacter pylori gehört dazu. 1979 beschreibt der australische Pathologe Robin Warren diesen fiesen Keim in der Magenschleimhaut und zusammen mit seinem Kollegen Barry Marshall gelingt es ihm schließlich, ihn auch in der Petrischale zu kultivieren. In einem heroischen Selbstversuch nimmt Marshall einen kräftigen Schluck Helicobacter pylori zu sich und bekommt prompt eine Magenschleimhautentzündung, die er dann mit Antibiotika heilt. Fortan sind Magenschleimhautentzündungen und Magengeschwüre als Infektionskrankheiten identifiziert. Die beiden bekommen für ihre Entdeckung, etwas verspätet im Jahre 2005, den Nobelpreis für Medizin. Zu diesem Zeitpunkt war Helicobacter schon in aller Munde und in aller Mägen. All die Menschen mit den unklaren Oberbauchbeschwerden, die wahlweise als Gastritis oder Reizmagen oder funktionelle Dyspepsie kategorisiert wurden, waren plötzlich Helicobacter-pylori-Opfer. HP war en vogue, HP wurde gesucht, gefunden und eradiziert, ausgerottet. Dass bei den meisten Menschen der Keim nicht die Ursache der Beschwerden ist, lässt sich, auch heute noch, nur schwer vermitteln. HP bleibt Mode. Und zahlreiche Patienten mit dieser Modekrankheit werden behandelt. Ob zum Guten oder zum Schlechten wird die Zeit zeigen. Ich hoffe: zum Guten.

Der Patient mit der Modekrankheit gehört zur Basis des Geschäftes in einer medizinisch abgesättigten Gesellschaft. Er hält Diagnostik und Therapie am Laufen. Er lässt Ganzkörper-MRTs in mobilen Diagnostik-Lkws machen oder Cardio-CTs und Intima-Media-Messungen (klingt interessanter als es ist). Er hat nach Bagatellunfällen ein Schleudertrauma (gibt es nur in Deutschland, Versicherung!) und nach Zeckenbissen Borreliose. Wenn aus Mexiko eine unappetitliche Grippe zu uns herüberschwappt, steht er nachts um 3 Uhr im Notdienst (→ Der Notdienstpatient) auf der Matte und möchte eine teure PCR haben (und nicht nur einen ordinären Nasenabstrich). Er ist Mobbingopfer (→ Der Mobbingpatient), ausgebrannt (→ Der Burn-out-Patient) und ist von all dem auch nur schwer zu heilen. Wenn er geheilt ist, ist er anfälliger als andere für die nächste Mode. Wir brauchen ihn.

Der Notdienstpatient

*Wochenende, Mitternacht, Zeckenbiss, Herzinfarkt –
das Grauen hat einen Namen: kassenärztlicher Notdienst.*

DER NOTDIENSTPATIENT SITZT in einem überfüllten Wartezimmer, das bei schlechtem Wetter und am Wochenende spätestens gegen Mittag völlig verdreckt ist. Gerne auch zugig, denn gelüftet werden muss der Raum, weil es sonst einfach zu stickig ist. Der Notdienstpatient hat, wenn er zwischen all den anderen Notdienstpatienten sitzt und hochrechnet, wie lange er wohl noch warten muss, schon allerhand hinter sich. Er hat sich zu Hause rumgequält, dann ins Auto gesetzt und keinen Parkplatz gefunden. Oder er hat ein Taxi genommen und für seine Begriffe viel zu viel Geld bezahlt. Und drinnen, im Notdienst, hat er noch einmal 10 Euro Notdienstgebühr auf den Tisch legen müssen. Nicht ohne vorher darauf hinzuweisen, dass er in diesem Quartal schon einmal beim Hausarzt bezahlt hat. Er weiß zwar, dass er beim Notdienst extra zahlen muss, aber aus irgendeinem Grunde fragt er doch immer noch mal nach, mit einem leisen Unterton von Protest, ob das wirklich nötig ist.

Jetzt sitzt er also da und wartet und beobachtet. Manche Patienten werden aufgerufen, gehen rein ins Behandlungszimmer und sind nach zwei Minuten wieder draußen. Bei anderen dauert es zehn Minuten oder länger. Der Notdienstpatient ist während der ersten halben Stunde noch etwas angespannt. Er beobachtet den Zeittakt der Behandlung. Und sieht immer wieder den Arzt, der den Nächsten reinholt. Was ist das für einer, fragt er sich, am Ende wieder ein Gynäkologe? Oder ein Hautarzt? Wo er doch wegen Halsschmerzen kommt.

Die gewisse Unruhe des Notdienstpatienten legt sich dann und geht schließlich in eine phlegmatische Stimmung über, eine defätistische Gleichgültigkeit, die sich auch in der Körperhaltung zeigt. Er lehnt mit dem Kopf an der Wand und starrt die Leuchtstoffröhre an der Decke an, wahlweise stiert er auch, die Ellenbogen auf die Oberschenkel gestützt, zwischen diesen durch und beobachtet mit leicht irrwitzigem Interesse die Muster des Schneematsches zwischen seinen Füßen. Diese Lethargie wird immer mal wieder unterbrochen durch die wiederholten Aufrufe des nächsten Patienten. Dann kommt Bewegung in die ganze Gruppe, die allerdings sofort nach dem Schließen der Tür wieder im Tran versinkt.

Aber irgendwann ist der Notdienstpatient dann dran. Er kommt rein zum Arzt. Und jetzt treffen ziemliche Gegensätze ziemlich hart aufeinander. Unser Notdienstpatient, der schon eine Stunde gewartet hat, zwischen Ungeduld und Resignation oszillierend, und der jetzt einfach will, dass ihm geholfen wird. Und der Doktor. Der schon ca. 50 Patienten gesehen hat während der letzten fünf Stunden. Herzschmerzen, Angstzustände, eine mutmaßliche Blinddarmentzündung und ein gerissenes Kondom mit dem Wunsch nach der Pille danach. Jetzt also Halsschmerzen. Der Doktor hat ja schon viel gesehen und viel Geduld. Also schaut er in den Hals hinein. Alles in Ordnung, kein Eiter, vielleicht ein bisschen entzündete, gerötete Schleimhaut. Er tastet nach den Lymphknoten. Negativ. Er fragt: »Haben Sie Fieber?« »Nein.« »Tja«, sagt er dann und lehnt sich in seinem Stuhl zurück. »Sie haben sich da wohl einen Virusinfekt eingefangen. Da kann man nicht viel machen, ein bisschen Aspirin nehmen, etwas kürzer treten. Das geht dann wieder von alleine weg. Brauchen Sie eine Krankmeldung?«

Das macht unser Arzt ein Mal, und dann nicht wieder. Denn was dann folgt, nervt. »Aber, Herr Doktor, ich komm doch nicht zum Spaß hierher. Ich fühle mich wirklich krank.« »Ja, ja«, wird der Doktor dann sagen, »damit fühlt man sich auch krank. Sie haben auch einen Infekt.« »Ja, wollen Sie mir denn nicht wenigstens ein Antibiotikum aufschreiben?« Wenigstens ein Antibiotikum also. »Ein Antibiotikum wird da nicht helfen. Das ist ja gegen bakterielle Infekte wirksam. Sie haben aber einen Virusinfekt. Da hilft das nicht.« »Aber wirklich«, sagt dann der Notdienstpatient, »das geht ja schon seit vorgestern so. Ich hab's ja schon mit einem Grippemittel probiert. Sonst wäre ich doch nicht hier. Also ich fühle mich doch wirklich krank.«

Nun kann der Doktor wieder seine Nummer mit dem Virusinfekt runterleiern und dem Antibiotikum, das gegen Viren nicht hilft. Oder er kann der Sache ein rasches Ende machen. Denn wir wollen nicht vergessen: Draußen warten noch andere Patienten, und der Doktor ist ja auch nicht hier zur Volksaufklärung über Bakterien und Viren, sondern um Geld zu verdienen. Und das bekommt er nicht fürs Reden. Und der Notdienstpatient wird es einfach nicht verstehen: Die schlichte Tatsache, dass das Krankheitsgefühl, das Herfahren zum Notdienst, das Warten in dem unfreundlichen Wartezimmerambiente und der Unterschied zwischen Viren und Bakterien nichts, aber auch gar nichts miteinander zu tun haben.

Der Doktor greift ein Rezept und sagt dann Folgendes, um den Patienten und vor allem um sich selbst irgendwie zu beruhigen: »Wissen Sie was, ich schreibe Ihnen jetzt mal ein Antibiotikum auf. Was Sie haben, ist zwar ein Virusinfekt, aber irgendwann kommt auf den Virusinfekt natürlich auch ein bakterieller Infekt drauf, auf die vorgeschädigte Schleimhaut. Dann können wir diesen Teil der Sache behandeln. Dann sind Sie auf der sicheren Seite.« Ausfüllen des Rezepts, Unterschrift, »hier, und nehmen Sie noch ein Aspirin« und »ein bisschen Geduld werden Sie aber brauchen«. Und jetzt, denkt der Arzt, lassen Sie mich bitte in Ruhe.

Beim nächsten Mal weiß er es besser. Er denkt eine ganze Ecke weiter, über all die Logik und die Vernunft und die Viren und Bakterien hinaus. Er kennt seinen Notdienstpatienten, dessen Erwartungen, die Taxifahrt, die 10 Euro Gebühr, das Warten, die Erwartung. Er hat zwar selbst Halsschmerzen, der Doktor, etwas Fieber und heute schon drei Aspirin intus. Er fühlt sich, wie er sagen würde, aber nicht sagt, scheiße. Aber er hat keinen Vertreter gefunden. Also sitzt er jetzt hier. Und will sich nicht streiten. Er schreibt ein Rezept aus über ein Antibiotikum, das zwar nicht gegen den Infekt wirkt, aber für den Patienten eine Bedeutung hat, eine heilsame Bedeutung (→ Der Tablettenfreak).

Das Rezept. Was ist das eigentlich? Es ist die Mitteilung an den Apotheker, ein Antibiotikum herauszugeben. Und der Beleg für die Kasse, die dafür bezahlt. Aber es ist noch viel mehr. Es ist eine Mitteilung an den Patienten, es ist ein Ritual, es ist Magie, es ist Selbstverteidigung. Wenn ich das Rezept über den Tisch schiebe mit den Worten »Dreimal eine nehmen, für sieben Tage« und dabei bedeutend gucke, bedeutet es ganz einfach: »Und jetzt aber raus hier.«

Der Organspender

*Organspende ist irgendwo angesiedelt zwischen
Enthusiasmus, Bürgersinn, Pflichtbewusstsein und
Nächstenliebe – und einem leichten Gruseln.*

Der Organspender tut ein gutes Werk. Wenn das Schicksal für ihn einen plötzlichen Tod vorgesehen hat, einen Autounfall, ein Schädelhirntrauma, dann kann er daraus immer noch was Gutes machen. Er kann als Toter bzw. Sterbender Leben retten. Und das ist ein beruhigendes Gefühl. Denn der Organspender weiß: Auch er selbst kann vielleicht einmal auf einen Spender angewiesen sein, er kann zum Organempfänger werden.

Eine einfache Sache. Aber nicht immer weiß der Organspender so ganz genau, was er eigentlich tut. Für ihn scheint die Sache klar zu sein: Wenn ich tot bin, brauche ich mein Herz und meine Leber nicht mehr. Und das schreibe ich dann in meinen Organspendeausweis: »Bitte, nehmt euch meine Organe.« Und die Transplantationsmedizin greift zu und transplantiert und rettet Leben und Lebenszeit und Lebensqualität.

Das Ausfüllen des Organspendeausweises, die Erklärung, im Todesfall die Organe zur Verfügung zu stellen, ist Ausdruck einer freien Willensentscheidung. In der langen Reihe von Versuchen, ausreichend viele Organe für die Transplantationsmedizin zu bekommen, hat man dieses Verfahren als Zustimmungslösung bezeichnet. Man fragt den potentiellen Organspender, ob er spendet, und er sagt entweder gar nichts oder er sagt Nein oder Ja. Aber: Man fragt ihn. Diese Methode ist ziemlich uneffektiv. So viele Menschen überhören die Frage nämlich einfach. Eigentlich tun das die meisten. Jeder weiß, Organe werden gesucht, jeder fühlt sich, irgendwann einmal, angesprochen, aber nur 5 Prozent von uns haben einen Organspendeausweis bei sich. Und weil dem so ist, kann die Transplantationsmedizin auch etwas ruppiger werden. Und dann kommt eine andere Lösung ins Spiel: die Widerspruchslösung. Die sieht so aus: Wir werden einfach alle pauschal zu Organspendern erklärt. Und nur diejenigen von uns, die Vorbehalte haben, widersprechen und sagen: Nein, ich möchte nicht spenden. Das ist die Widerspruchslösung.

Der Organspender ist nur so lange Altruist, wie es genügend von ihm gibt. Wenn nicht, wird er zu einer Verfügungsmasse, einer Ressource, zu einem Rohstoff, auf den sich die Gesellschaft Zugriff verschafft. Notfalls mit neuen Gesetzen. Der Organspender weiß das alles nicht so genau. Und noch weniger weiß er, wie das alles in der Vergangenheit gelaufen ist. Wenn er älter ist, erinnert er sich vielleicht an einen berühmten Namen: Christiaan Barnard. Das war der smarte Chirurg aus Kapstadt, der das erste Mal erfolgreich – zumindest nach damaligen Kriterien – einem Menschen das Herz eines Verstorbenen eingepflanzt hat: 1967, im Groote-Schuur-Krankenhaus. Was folgte, waren zahlreiche kurzlebige Herztransplantationen und eine Organbeschaffung unter recht obskuren Bedingungen. Und dann die verblüffenden Erfolge der Transplantationsmedizin, die Expansion der Methode und die Probleme, den Organbedarf zu decken.

Der Organspender ist ein zwiespältiges Wesen. Er lebt und stirbt als Altruist, aber er ist auch der Treibstoff eines Systems, das noch viele ungelöste Fragen hat.

Der Patientenverfüger

Die Patientenverfügung ist die Manifestation des Abwrackgedankens in unserem Gesundheitssystem.

Der Patient, der eine Patientenverfügung unterschreibt, nimmt ein verbrieftes Recht wahr. Lange genug hat er darum gekämpft, dieses Recht wahrnehmen zu können. Er möchte über das Ende seines Lebens frei bestimmen. Er möchte sagen können: »Wenn ich an Schläuchen und Apparaten hänge, künstlich ernährt werde und permanent von irgendwelchen Infusionen abhängig bin, die mein Leben verlängern, dann möchte ich heute schon sagen: Mit mir nicht! Ich stelle heute schon fest: Dann möchte ich sterben. Und zwar würdevoll.«

Eine gute Sache. Würden die meisten Ärzte auch so machen. Aber ahnt der Durchschnitts-Patientenverfüger überhaupt im Entferntesten, was er da als eigenen Wunsch unterschreibt und warum er es tut?

Der Patientenverfüger ist in aller Regel so ahnungslos von der Materie, dass es körperliche Schmerzen bereitet, ihm zuzuhören, wenn er über seine Gründe spricht. Und er bringt so vieles durcheinander, wenn er von »unheilbar krank« spricht, von »aussichtslos«, von »sinnlosem Leiden«, von »Lebensqualität und Menschenwürde und -unwürde«. Der Patientenverfüger hat ein klares Bild von Leben und Leben-Wollen. Es hat etwas mit seiner Biographie zu tun. Mit seinem Arbeitsleben, mit sozialer Sicherheit, mit Mobilität, Status, Familie und besonders mit dem, was er als selbstbestimmt bezeichnen würde. Und er glaubt, all diese Vorstellungen seien richtig so und blieben so.

Aber der Patientenverfüger hat nicht nur eine drastisch eingeschränkte Fähigkeit, schwere Krankheiten, Prognostik und Palliativmedizin zu verstehen, sondern, was viel unangenehmer ist, er hat auch kaum Erfahrungen mit anderen Menschen, die am Ende ihres Lebens angekommen sind und vielleicht in genau der Situation sind, in die er nicht kommen möchte. Der Patientenverfüger weiß nicht, dass die wichtigen Dinge am Ende des Lebens andere sind als in der Blüte der Kraft mit 45 Jahren oder auch für einen 72-jährigen rüstigen Rentner, der gerade die nächste Kreuzfahrt plant. Er weiß nicht, dass es Menschen gibt, die am Ende ihres Lebens – womöglich bettlägerig, immobil und abhängig von anderen – gerade jetzt diese Abhängigkeit als Chance erfahren, ein Maß an Zuwendung zu bekommen, an Familiensinn, an Liebe, das sie so vielleicht während ihres gesamten Lebens nie kennengelernt haben. Der Patientenverfüger weiß nicht, dass Palliativmediziner und Sterbebegleiter uns berichten: Es gibt Menschen, die am Ende, in den letzten Wochen und Tagen ihres Lebens, sagen: »So viel Lebensqualität habe ich lange nicht mehr gehabt.« Weil ein Sterbender eine andere, vielleicht wahrhaftigere Vorstellung von Lebensqualität hat als ein gehetzter, verbogener und korrumpierter Vertreter unseres außer Kontrolle geratenen Wirtschafts- und Konsumsystems.

Der Patientenverfüger nimmt sein Recht wahr. Er hat die Diskussionen verfolgt, die Gesetzesplanungen, die Vorbehalte. Es wurde im Bundestag diskutiert, im Bundesrat, die Presse hat berichtet und die *Tagesschau* auch, und endlich gibt es eine klare Regelung: Rechtssicherheit.

Was der Patientenverfüger nicht weiß: So etwas Ähnliches gab es schon einmal, vor 20 Jahren, als es um die Zukunft der Transplantationsmedizin (→ Der Organspender) ging, um die Debatte um die Zustimmungs- oder die Widerspruchslösung. Und deren Hintergrund war: Ein Interesse der Gesellschaft am gemeinnützigen Wohlverhalten eines Verstorbenen.

Wenn der Patientenverfüger die Wege und Irrwege der Medizin etwas besser kennte, würde er vielleicht seine Patientenverfügung mit ein ganz klein wenig mulmigem Gefühl unterschreiben. Im Sinne von: »Wird von mir vielleicht erwartet, dass ich mich, am Ende meines Lebens, kostengünstig und reibungslos aus dieser Welt verabschiede? Mit Rechtssicherheit für alle, die sich mit mir bis dahin rumplagen mussten? Gibt es vielleicht bald neben dem Recht auf eine Patientenverfügung auch die Pflicht, einen Willen zu formulieren? Wird es eine Widerspruchslösung zum kostengünstigen, gesellschaftlich erwünschten Ableben geben? Zu unterschreiben beim Eintritt in eine Pflegeversicherung, eine Seniorenwohnanlage, das Pflegeheim?« Wer weiß?

Die Patientenverfügung regelt die Dinge am Ende des Lebens, bei unheilbarer Krankheit, bei Entscheidungsunfähigkeit. Der Patientenverfüger hat Angst. Angst, einmal in eine Situation zu rutschen, von der er zwar nur eine vage Vorstellung hat und die obendrein wahrscheinlich auch noch falsch ist. Aber alle reden davon, er weiß ja, wie das läuft, die wollen dann am Ende noch an meinem Siechtum Geld verdienen. Und er möchte menschenwürdig sterben.

Der Patientenverfüger unterwirft sich mit seiner Unterschrift unter ein medizinisch und juristisch einwandfrei formuliertes Formblatt einer Gesellschaft, die menschliche Leidenssituationen als aussichtslos, sinnlos, menschenunwürdig kategorisiert und für diese Situationen den Wunsch zu sterben als Norm hinstellt – während im richtigen Leben, im Erwerbsleben oder auch im Rentenalter der Wunsch, den Tod frei zu wählen, als krank oder selbstmörderisch denunziert wird (→ Der Suizidant). Die Patientenverfügung ist das Instrument, die Komplexität von Leben und Leben-Wollen und Sterben und Sterben-Wollen auf eine Primitivformel zu verkürzen: Solange die Medizin noch messbare Erfolge produzieren kann, wird weitergemacht, wenn das nicht geht, kann gestorben werden. Dann aber schnell.

Der Peinliche

Peinliche Krankheiten: Ausfluss, Gase, Schleim und Juckreiz an den unmöglichsten Stellen – kein Grund zur Panik: Der Arzt hat das alles schon tausendmal gesehen.

Vor einiger Zeit hatte ich an irgendeinem Wochenendnotdienst einen 63-jährigen Patienten zu besuchen. Er leide unter Unterbauchbeschwerden, hatte er angegeben, sehr starke Beschwerden. Als ich ankam, stellte sich sein Problem etwas anders dar: Der Mann hatte sich eine Salatgurke in den Enddarm eingeführt. Er war ein älterer, einsamer Mann und die Salatgurke war ihm entglitten und im Darm verschwunden. Die ganze Sache war ihm unendlich peinlich.

Peinliche Krankheiten. Es gibt sie. Der Fremdkörper im Darm gehört dazu. Und ich gab mir redlich Mühe. Handschuhe angezogen und versucht das Ding zu greifen. Und von außen, vom linken Unterbauch her, zu schieben und zu schienen und zu drücken. Immer wieder hatte ich das Ende der verdammten Gurke zwischen zwei Fingern der linken Hand und ihre Anfänge tastbar mit der rechten durch die Bauchdecke. Und immer wieder flutschte sie weg. Der arme Mann und ich, wir waren schweißgebadet, als ich ihm endlich sagen musste: »Ich schaffe es nicht. Ich kriege das Ding nicht raus.« Und ihn ins Krankenhaus schickte, damit die Gurke endoskopisch geborgen werden konnte.

Das ist das Schöne an unserem Beruf: Nichts Menschliches ist uns fremd. Und peinliche Krankheiten gibt es für uns nicht. Aber für unsere Patienten.

Häufig sehe ich schon an der Art und Weise, wie ein Patient in mein Zimmer kommt, was ihn quält: Hämorrhoiden. Oder irgendetwas am Darmausgang. Für die meisten Menschen ist alles, was am Darmausgang nicht stimmt, Hämorrhoiden. Juckreiz, Fissuren, Perianalthrombosen, Marisken, Ekzeme. Alles wird als Hämorrhoide bezeichnet. Und alles ist den meisten irgendwie peinlich. Hat was mit Schwitzen zu tun, mit mangelnder Hygiene, verschmutzter Unterwäsche. Und dann die Untersuchungen, alles nicht so toll.

Es gibt eine Krankheitshierarchie. Da sind die bedeutenden, die wichtigen Krankheiten, die Krankheiten, die einem Türen öffnen und Privilegien sichern (→ Der Privilegierte). Wie die Borreliose, der chronische Schmerz, die Herztransplantation. Es gibt die neutralen Krankheiten: Bluthochdruck oder erhöhtes Cholesterin. Und es gibt die peinlichen Sachen. Wie die Gurke im Rektum oder die Hämorrhoiden.

Der PEG-Patient

Die Ernährungssonde ist die Bagatellisierung des Patientenwillens zu sterben. Durch kalkulierte Nährstoffzufuhr.

Der PEG-Patient hängt am Schlauch. PEG – das steht für perkutane endoskopisch angelegte Gastrostomie. Zu Deutsch: Ein Schlauch, der durch die Bauchdecke direkt in den Magen führt. So was geht ganz einfach. Der Magen wird gespiegelt, dann sticht man, während das Gastroskop noch im Magen ist, eine Kanüle durch alle Schichten der Bauchwand, bis in den Magen, schiebt einen Faden durch, zieht den Faden zusammen mit dem Endoskop durch den Magen und die Speiseröhre aus dem Mund heraus, knotet eine Ernährungssonde dran und zieht ihn dann wieder zurück, den Faden und die Sonde, durch die Bauchdecke durch. Eine innere Halteplatte verhindert, dass der Schlauch ganz herausgezogen wird und sorgt für eine dauerhafte Verankerung im Magen. Ein Clip hält die Sonde von außen und fertig. Dauert nur eine Viertelstunde. Fortan braucht der Patient nichts mehr zu essen oder zu trinken. Alles, was er braucht, Flüssigkeit, Kalorien, Vitamine und Medikamente kann man bequem, sicher und einfach in den Magen fließen lassen. Auch Ballaststoffe gehen durch, damit der Stuhlgang locker bleibt.

Der PEG-Patient hat eine typische Vorgeschichte. Er ist alt, er wohnt im Altenheim (→ Der Altenheimpatient) und irgendwann am Sonntagnachmittag stehen die Tochter (→ Die Angehörigen) und die Pflegerin am Bett und sind ratlos. Der Vater isst nicht mehr und trinkt nicht mehr. Die Kommunikation ist schon seit langer Zeit nicht mehr möglich, und bettlägerig ist er auch seit über einem Jahr. Zwei Schlaganfälle, Zucker, Bluthochdruck. Und jetzt nimmt er also nichts mehr zu sich. Was tun? Die Tochter wird hektisch. Etwas muss geschehen. Die Pflegerin wird unruhig. Was ist, wenn was passiert? Wenn der alte Mann stirbt. Sie weiß zwar: So etwas kommt vor, so etwas ist normal, nach all den vielen Krankheiten, im Alter, am Ende des Lebens. Aber sie weiß auch: Die Tochter wird das nicht verstehen. Sie hat nicht begriffen, dass ihr Vater jetzt auch sterben darf, vielleicht sterben will. Sie sieht nur: Er isst nicht und trinkt nicht und so geht das nicht.

Also: Der Mann wird eingewiesen. In ein Krankenhaus der Maximalversorgung. Hier werden sonst Herzkatheter gemacht und Herzklappen operiert, hier wird dialysiert und beatmet und intensivmedizinisch behandelt. Und nun also unser alter sterbender Mann, der nicht mehr richtig isst. Er stört in dieser Hightech-Anstalt, er hat hier nichts zu suchen. Am nächsten Tag hat er eine Ernährungssonde, eine PEG, und ist wieder im Heim.

Ab jetzt kann er nicht mehr anders: Er muss essen und trinken, wenn man bei einer PEG-Sonde von Essen und Trinken sprechen kann. Er wird aufgepäppelt, bewässert und bekommt einen ausgewogenen Cocktail aus Kalorien, Spurenelementen, Vitaminen und Ballaststoffen.

Gefragt hat ihn niemand. Und niemand hat gefragt, welche Vorstellung vom Leben ein Mensch hat, der am Ende steht und vielleicht den Sprung von dieser Welt schaffen will. Wir wählen mit der PEG-Sonde die preiswerteste Variante und beugen gleichzeitig dem Vorwurf vor, wir ließen einen alten Menschen verhungern oder verdursten. Aber berauben ihn der Chance, sich langsam zurückzuziehen. Wir haben Angst, ihn in Ruhe zu lassen. Und damit verliert unsere Gesellschaft ihr kollektives Gedächtnis: Wir vergessen, wie es ist, wenn ein Mensch sterben will. Weil das für uns unbequem ist.

Der PEG-Patient hängt am Schlauch. Eine saubere Sache, kein Kleckern, kein Sabbern. Kalkulierbar, normierbar, personalsparend. Die Ernährung über eine PEG-Sonde ist, wie die Telemedizin (→ Der Telemedizinpatient), die angemessene Antwort auf die Erfordernisse einer modernen Patientenversorgung: klinisch sauber, menschlich distanziert.

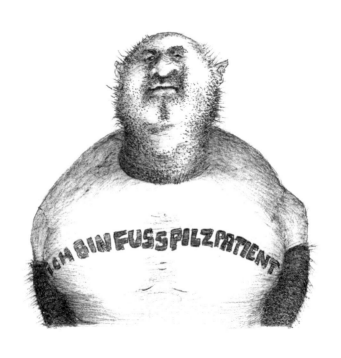

DER PRIVILEGIERTE

*Der Privilegierte weiß, was er hat, lässt alle wissen,
dass er es weiß, und erwartet eine angemessene Würdigung.*

Ich bin Fibromyalgie-Patient.« Solch eine Paarbildung hat Power – die feste Verbindung zwischen einer bestimmten Krankheit und dem Patientenstatus. »Ich bin Marcumarpatient.« »Ich bin Krebspatient.« »Ich bin Herzpatient.« All diese Formulierungen: häufig. Selten hingegen: »Ich bin Fußpilzpatient. Oder Hämorrhoidenpatient. Oder Depressionspatient.«

Warum gibt es die eine Kombination und die andere nicht? Ganz einfach: Mit dem Satz: »Ich bin Fibromyalgie-Patient« wird wesentlich mehr mitgeteilt als mit der alternativen Formulierung: »Ich habe ein Fibromyalgie-Syndrom.« Mit der Feststellung, er habe ein Fibromyalgie-Syndrom oder eine koronare Herzkrankheit, übermittelt der Patient zunächst einmal nur eine Information. Er hat die Krankheit, man weiß, was damit für den Patienten verbunden ist: Schmerzen, Einschränkungen, Tabletten. Aber mit dem Begriff Fibromyalgie-Patient wird ein Status vermittelt. Man wird Teil einer Gruppe. Einer Gruppe, die eine gemeinsame Krankheit teilt. Man wird Teil eines großen Ganzen und erwirbt damit auch all die Attribute, die der großen Gruppe zugeordnet sind. Man hat nicht nur sein eigenes Leid, das Zuwendung erfordert und ärztliche und menschliche Aufmerksamkeit auf sich zieht, sondern man profitiert von der Größe und Bedeutung der ganzen Gruppe, die eben diese Zuwendung in einem viel größeren Maßstab einfordert. Teil dieser Gruppe zu sein, ist ein Privileg.

Im Falle der Fibromyalgie beinhaltet das: Eine etwas schwer zu fassende Krankheit. Unbekannte Ursache, nicht ganz klar definiert, nicht recht begreifbar und auch nicht richtig zu behandeln. Aber mit einem hohen Maß an Leidensdruck und Leidensbereitschaft verbunden. Und vor allem: Ein starkes Potenzial zur Gruppenbildung und Identifikationsstiftung. »Ich bin Fibromyalgie-Patient. Ich habe ein Selbstverständnis als Kranker und bin Teil einer wichtigen Gruppe.«

So was funktioniert mit Hämorrhoiden nicht. Hämorrhoiden haben was mit Juckreiz zu tun, mit Blut und Schleim und verschmutzter Unterwäsche. Hämorrhoiden können keine Gruppenidentität stiften. Hämorrhoiden sind nach Ansicht und Ausdruck vieler Patienten: Scheiße. (→ Der Peinliche)

Der Privilegierte neigt zu einem gewissen Fanatismus (→ Der Fanatiker). Er ist sich der Bedeutung seiner Krankheit bewusst, der Notwendigkeit, Leistungen einzufordern, und der schmerzlichen Tatsache, dass viel zu wenig geforscht und geholfen und ernst genommen wird. Und zu wenig Geld für die Untersuchungen und Behandlungen der Betroffenen zur Verfügung steht.

Der Privilegierte kann sich ausweisen. Er trägt einen Herzpass, einen Allergiepass oder einen Marcumarpass. Oder eine Karte mit den technischen Details seines Herzschrittmachers oder Defibrillators. Manchmal geht ein bisschen der Widerspruchsgeist mit mir durch. Dann reize ich den Privilegierten. Und zeige ein gewisses Desinteresse oder, schlimmer noch, äußere leise Zweifel an der Bedeutung seiner Krankheit. Oder an der Existenz der Krankheit selbst.

Damit ein Privilegierter gedeihen kann, braucht er zwei Voraussetzungen: Die besondere Krankheit und das Bewusstsein, etwas Bedeutendes zu haben. Wenn das Erste fehlt, wirkt das Bewusstsein lächerlich. Wenn das Zweite fehlt, begegnen uns manchmal bewundernswerte Individuen.

Der Prominente

Bei der Prominentenkrankheit haben bedeutungsschwerer Exhibitionismus und die Banalität des Krankseins ein tragisches Rendezvous.

DER PROMINENTE WEISS, was er wert ist. Zu Recht. Er ist überall präsent, in Presse, Funk und Fernsehen, und man gaukelt ihm vor, seine Meinung sei uns wichtig. Zwar interessiert sich keiner wirklich für sie, und ernst nimmt man ihn auch nicht, aber so funktioniert nun mal das System.

Der Prominente oder Halbprominente versteht das aber nicht, und er ist tatsächlich von der Wichtigkeit seiner Meinung und seiner persönlichen Krankheitserfahrung überzeugt. Bei Frauen ist es oft der Brustkrebs, mit dem »offen umgegangen« wird und der zu öffentlichen Krankengeschichten führt. Gerne auch verbunden mit aufklärerischem Appell: »Tastet eure Brüste ab, nutzt das Mammographieangebot und geht dann so oder so damit um!« Aber auch Männer mutieren, wenn sie ein Prostatakarzinom haben, plötzlich zu Fachmännern in Sachen Vorsorge und wollen ihre 40-jährigen, kerngesunden Geschlechtsgenossen mit Ernst und Pathos in sinnlose Vorsorgeprogramme drücken (→ Der Krebsvorsorger), obwohl bekanntermaßen seit Jahrzehnten die Frage, ab wann und bis wann solche Vorsorgen etwas bringen, unklar ist. Das hält den Prominenten von seinem hektischen Aktionismus aber nicht ab.

Der Prominente und seine Krankheit. Da er sich ständig als öffentliches Wesen sieht, als geschätzten Gesprächspartner und wichtige Person, neigt er dazu, sich und die Bedeutung seiner Krankheit für den Rest der Menschheit zu überschätzen. Meistens war der Prominente vorher sehr gesund. Krankheit und Operationen und Chemotherapien gab es für ihn nicht. Und plötzlich sind sie da. Die neue Erfahrung trifft ihn mit Wucht. Und da er es nicht anders kennt, wird die ganze konfuse Gefühlswelt, der er ausgesetzt ist, öffentlich gemacht. Getragen von Mitteilungsbedürfnis, Sendungsbewusstsein, Exhibitionismus.

Nicht im Entferntesten dämmert ihm, dass sich mit den Problemen, denen er selbst gerade ausgesetzt ist, schon jahrelang andere Menschen rumgeschlagen haben. Und sie in allen Einzelheiten schon zigmal rauf und runter diskutiert haben. Mit, was die Krebsmedizin angeht, bekanntermaßen sehr bescheidenen Ergebnissen. Weil er selbst sie zum ersten Mal sieht, die alten Probleme und die alten Fragen, glaubt er, sie seien neu. Und das ist komisch. Tragisch, aber komisch.

Die Liste von Krankheiten ist nicht lang und sie spiegelt wider, was in unserer Gesellschaft en vogue ist: Brustkrebs, aber auch Prostata- und Darmkrebs. Ganz aktuell: Depressionen und Burn-out. Gerade das Burn-out-Syndrom ist eine etwas irrsinnige Variation der Prominentenkrankheit (→ Der Burn-out-Patient).

Manchmal wird der Prominente auch zum Opfer der Gesellschaft, die ihn prominent macht. Wenn ein Fußballspieler sich nach jahrelangen schweren Depressionen, die er tapfer als seine Privatangelegenheit behandelt hat, das Leben nimmt, ist er schutzlos der Nachwelt und ihren Meinungen, ihrer Betroffenheit und ihrem guten Willen ausgesetzt und wird posthum zum Titelhelden von Nachrichtenmagazinen und Zeitungen.

Gelegentlich wächst der Prominente über sich hinaus, weil seine Krankheit ihn in Höhen trägt, die er mit seinem Talent allein nicht erreicht hätte. Der Alkoholiker gehört in diese Kategorie. Das ständige Nacheinander von Höhenflug und Absturz lässt ihn komplett in seiner Krankheit aufgehen, er wird eins mit ihr und existiert nur noch in ihr und durch sie. Aber der Preis ist hoch, denn schließlich bricht die Krankheit unserem Prominenten und Alkoholiker das Genick.

DER PROTOKOLLANT

Der Protokollant ist der Bürokrat der Selbstbeobachtung:
Stuhlgang, Rülpsen und Darmgeräusche werden
sortiert nach Soll und Haben.

DER PROTOKOLLANT FÜHRT BUCH. Über seine Körperfunktionen, sein Befinden, Puls, Blutdruck und den Zucker. Er kommt zu mir mit den Worten: »Damit Sie sich gleich mal einen Eindruck machen können, habe ich Ihnen alles mitgebracht.« Er hat einen Schnellhefter dabei und darin Klarsichtfolien. Routiniert breitet er alles vor sich auf dem Tisch aus und zieht drei oder vier Blätter heraus, die er mir rüberschiebt. »Hier, das ist mein Blutdruck.« Auf einer DIN-A4-Seite: Puls, Blutdruck, die Werte in Tabellenform ausgedruckt und in Form einer Graphik, über etwa zehn Tage. »Das ist ja toll«, sage ich, »da hat man ja gleich alles auf einen Blick. Ist da noch was für mich drin?« Ich nicke Richtung Schnellhefter. »Nein, das ist meine Prostata.« Und er schließt den Ordner. Ich schaue ihn an. Er ist 57 Jahre alt. Sehr ordentlich gekleidet, korrekter Haarschnitt, korrektes Auftreten. Es geht also um den Blutdruck, der immer mal wieder etwas erhöht war. Seine Übersicht zeigt mir schon, dass überwiegend normale Werte vorliegen. Man kann das weitere Vorgehen jetzt planen.

Eine praktische Sache, solch ein Blutdruckprotokoll. Der Blutdruckprotokollant ist ein angenehmes, ich möchte mal sagen: harmloses Exemplar seiner Spezies. Die Werte waren ja wirklich hilfreich. Es gibt auch die komplizierteren Varianten. Nicht selten werden einem Übersichten des Befindens schriftlich, tabellarisch, chronologisch geordnet vorgelegt, die wesentlich mehr aussagen als nur die sinnvolle Mitteilung einer Beobachtung. Die Buchführung als Selbstzweck. Das Protokoll als Befriedigung eines Bedürfnisses. Es wird vorgelegt mit der Erwartung einer gesteigerten Aufmerksamkeit für das Problem. Manche Formen der Selbstbeobachtung und der Protokollierung der Befunde haben einen derben Schlag ins Pathologische. Die fortlaufende Registrierung von Windabgang und Rülpsen kann dazugehören. Oder eine noch unappetitlichere Variante: die sinnfreie aber detaillierte Analyse der Stuhlbestandteile, nach Feststoffen, Flüssigem oder Breiigem.

Der Protokollant ist der Patient, der mitdenkt: »Der Arzt wird mich bestimmt fragen, welche Beschwerden ich habe, ich will ihm das dann gleich mal übersichtlich darstellen.« Aber er ist auch der Typus, der sich zu sehr mit sich selbst beschäftigt und nicht selten das Interesse anderer an seinen physiologischen Funktionen und ihre Bedeutung für die Erfassung einer Befindlichkeitsstörung deutlich überschätzt.

Und er ist natürlich der zwanghafte Psychopath, der in krankhafter Weise einen biologischen Organismus in buchhalterische Kategorien zwingt und damit seine Unzufriedenheit mit der vermeintlichen Unzulänglichkeit des menschlichen Körpers erzeugt und aufrechterhält. Der Protokollant bringt seine eigene Diagnose mit in die Praxis. Das Protokoll ist seine Krankheit.

In der Hand des Arztes ist das Protokoll eine Waffe. Die Frau, die mir gegenübersitzt, kommt wegen Bauchschmerzen. Immer mal tut es ihr im linken Unterbauch weh. »Es ist wie ein Krampf«, sagt sie, »ich kann dann gar nicht stehen und gehen und muss mich hinlegen.« Sie ist 28 Jahre alt, hat aber schon eine beachtliche Karriere als

Patientin hinter sich. Mit Krankenhausaufenthalten, Spiegelungen, Schichtaufnahmen. Internisten, Gynäkologen und Urologen haben sich um die Angelegenheit gekümmert. Geholfen hat ihr keiner. »Sie sind meine letzte Hoffnung«, sagt sie zu mir. Ich fühle mich natürlich geschmeichelt, ahne aber, dass ich weder die letzte Hoffnung bin noch der Einzige, der die letzte Hoffnung war. Jetzt zumindest bin ich das, weil ich einer Bekannten geholfen hatte, ihre Schmerzen loszuwerden. Aber die Bekannte, das ergibt sich aus dem Gespräch, hat eine Refluxkrankheit, Magensäure in der Speiseröhre. Diesen Menschen kann man mit einfachen Mitteln helfen. Mit Säureblockern. Aber die Beschwerden im Unterbauch sind schwerer anzugehen. Da kann man nur verlieren. Alles war untersucht worden. »Aber die schieben alles auf die Psyche«, stellt die Patientin fest. »Und?«, frage ich. »Können Sie sich das vorstellen?« »Stress haben wir doch alle, oder?«

Natürlich, haben wir, mehr oder weniger. Ich mache einen Plan. Sie soll ein Bauchschmerzprotokoll führen. Sich jeden Tag beobachten, die Schmerzen und die Befindlichkeit nach einer Schweregradskala protokollieren und in Beziehung setzen zu der Ernährung und zu Stress. Ich mache sie zu einer Protokollantin. Denn wenn ich ehrlich bin: Nach den vielen Untersuchungen werde ich wohl auch keine Ursache finden, außer etwa dem Stress, der aber nicht als Ursache akzeptiert wird. Ich versuche also ihr Ansinnen an mich, ihr Problem zu lösen, auf sie selbst zurückzuweisen. Das Problem wird dadurch zwar nicht aus der Welt geschafft, aber die Beschäftigung mit dem eigenen Bauch wird kanalisiert. Im Sinne von: Besser wird es nicht, aber wir schreiben einfach mal alles auf. Und ich habe erstmal Ruhe.

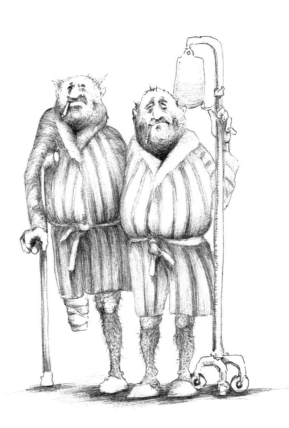

Der Raucher

Rauchen ist semisuizidales Verhalten als ziviler Ungehorsam in einer medizinisch überregulierten Gesellschaft.

Der Raucher hustet. Aber nicht, weil er raucht, sondern weil er sich gerade was eingefangen hat. »Sonst ist das nicht so schlimm«, sagt er, wenn ich ihn mal wieder über den Zusammenhang zwischen Zigarettenrauchen und Bronchitis aufkläre. Der Raucher ist resistent gegenüber Erklärungen. Er hat seine eigenen Vorstellungen von Ursache und Wirkung. Gerade die Sache mit dem Husten und dem Auswurf sieht er in ganz ungewohnten, unkonventionellen Zusammenhängen. Wenn er nämlich zum x-ten Mal versucht aufzuhören, für acht lange Wochen, wird er gern wieder anfangen zu rauchen mit den Worten: »Seit ich nicht mehr rauche, kann ich ja gar nicht mehr richtig abhusten, so fest sitzt das.« Rauchen als Therapeutikum sozusagen.

Natürlich muss ich dem Raucher, der zum Check-up (→ Der Check-up-Patient) kommt, sagen, dass unter all den Risikofaktoren, die seine Gesundheit bedrohen und sein Leben verkürzen können, dem Rauchen die mit Abstand größte Bedeutung zukommt. Er verweist mich dann gern auf seinen Vater, der auch wie ein Schlot geraucht hat und mit 82 Jahren beim Birnenpflücken von der Leiter gefallen ist, sonst würde er wohl jetzt noch leben. Und wenn der Vater nicht geraucht hat oder mit 62 Jahren eben doch an einem Herzinfarkt oder Lungenkrebs gestorben ist, wird einfach unser Altbundeskanzler Helmut Schmidt genommen, der dann als Kronzeuge für die Unschädlichkeit des Rauchens herhalten muss.

Manchmal ahnt der Raucher aber, dass er sich Probleme einhandeln kann. Dann geht er mit System an die Sache heran. Was nicht heißt, dass er aufhört zu rauchen. Nein, das nicht, das ginge dann doch zu weit. Aber er lässt mal ein Belastungs-EKG durchführen. Zur Sicherheit, wie er meint. Ich kann ihm dann sagen, dass ein Belastungs-EKG keine therapeutische Maßnahme ist, sondern eine diagnostische und noch dazu eine, die das Problem, den drohenden Herzinfarkt, nur äußerst unzuverlässig anzeigt. Er wird es trotzdem wollen und, wenn alles in Ordnung ist, und beim jungen Raucher ist es das meistens, wird er wohlgemut von dannen ziehen mit einem zufriedenen Lächeln im Gesicht und dem Gedanken: »Ach, unser guter Doktor, macht sich immer solche Sorgen, muss er wohl, von Berufs wegen, aber ist doch alles bestens.« Manchmal sage ich dem Raucher das auch schon vorher: »Also, im Grunde können Sie sich die ganzen Vorsorgeuntersuchungen, die Belastungs-EKGs und die Laboruntersuchungen schenken. Hören Sie auf zu rauchen und Sie haben zehnmal mehr für Ihre Gesundheit und ein langes Leben getan. Die ganze Diagnostik ist, wie man heute so sagt, tatsächlich kontraproduktiv.«

In gewisser Weise ist der Raucher aber auch ein harter Typ. Man begegnet ihm dann im Krankenhausgarten, wo er, manchmal genüsslich, meistens aber süchtig an seiner Zigarette saugt. Er hat einen Morgenrock an und Puschen und sitzt vielleicht im Rollstuhl, weil er noch nicht wieder richtig laufen kann. Ihm wurden nämlich vor drei Tagen zwei Zehen amputiert. Raucherbein. Der erste Weg aus dem Zwangsapparat der Station mit all ihren Vorschriften und Verboten führt in den Anstaltsgarten zur ersten Zigarette danach. Nach dem Eingriff. Natürlich wissen wir: So abgebrüht ist er nicht, wie er wirkt. Er ist einfach nur süchtig. Aber klagen hören wir ihn nicht. Und das nenne ich Größe.

Seit es in Deutschland ein Rauchverbot gibt, fühle ich mich in Gaststätten wesentlich wohler. Ich habe das Rauchverbot wirklich begrüßt. Heute begegnen einem Raucher nur noch vor den Restaurants, in Gruppen, etwas hektisch paffend. Der Genuss scheint nicht mehr so im Vordergrund zu stehen, sondern eher der Suchtdruck. Darum wirken die Gruppen vor den Restaurants oft etwas gestresst oder genervt. Sie sehen nicht gut aus. Und trotzdem: Es ist seltsam. Seit Neuestem sehe ich im Raucher einen Verbündeten. Einen Bruder im Geiste gegen den Gesundheitsidiotismus, der sich krebsartig in unsere Gesellschaft hineinfrisst.

Auch wenn er nach Rauch riecht, gelbe Finger hat und Zahnfleischprobleme – ich mag den Raucher. Er lebt ein bisschen den nötigen zivilen Ungehorsam vor in einer immer stärker bevormundeten und überregulierten Gesellschaft. Er genießt seine Zigarette, er inhaliert langsam ihren Rauch und lässt ihn dann mit einem leisen Seufzen und entspanntem Blick wieder aus dem Mund und den Nasenlöchern entweichen. Er ist ein Anachronismus, ein lebendes Fossil. Aber vielleicht erinnern wir uns eines Tages wehmütig an ihn, an eine Zeit, in der gesundheitskonformes Verhalten noch nicht autoritär eingeforderte Pflichtübung war. Eine Zeit, als Menschen noch genießen konnten, Gesundheit und Fitness nicht über alles setzten und auch die Risiken des Lebens mit einer gewissen Gelassenheit in Kauf nahmen.

Der Schuldsucher

*Schuldsuche ist Diffamierung des Schicksals,
ist Beschuldigung als Trost.*

Schuld. So ziemlich das Wichtigste im Leben des Patienten. Wer hat Schuld? Kranke sind Schuldsucher. »Wer ist schuld an meiner Krankheit?«, fragen sie sich und andere. Aber sie fragen nicht nur, sie haben auch eine Antwort.

»Die hätten ihn nicht aufmachen dürfen.« Die Rede ist von dem verstorbenen Vater. Er hatte Gewicht verloren, acht Kilogramm in einem Vierteljahr, das Essen hatte ihm nicht mehr geschmeckt und dann war er zum Hausarzt gegangen. Der hatte ihn zu mir geschickt. Zur Spiegelung. Diagnose: Magenkarzinom. 67 Jahre alt war der Vater. Er war operiert worden, aber die Ärzte hatten schon gleich nach der Operation gesagt: »Wir haben nicht alles rausbekommen.« Und so war er dann den Weg gegangen, den fast alle Patienten mit Magenkarzinom gehen: Er war schwächer geworden, hatte weiter Gewicht verloren und war schließlich gestorben.

»Richtig gelb war er zum Schluss«, berichtet die Tochter. Ich schaue sie an und sage erstmal gar nichts. »Na ja«, sage ich dann nach einer Pause, »so lassen hätte man die Sache auch nicht können. Irgendwann wäre ja der Tumor durch die Magenwand durchgewachsen, hätte sie perforiert. Aber natürlich«, sinniere ich weiter, »muss man in so einer Situation immer fragen: Wie viel Therapie ist eigentlich noch sinnvoll?«

Ich dachte, ich hätte jetzt etwas Vernünftiges gesagt und hätte irgendwie auch etwas von dem schicksalsartigen Verlauf von Magenkrebs anklingen lassen, liege aber offenbar total daneben. »Die hätten ihn gar nicht aufmachen dürfen«, wiederholt die Tochter. »Das ist doch so: Wenn erst mal Luft drankommt, an den Krebs, dann ist Schluss. Solange er abgekapselt ist, kann man damit leben.« Ich zögere etwas. »Wissen Sie, ganz so ist das aber nicht. Der Tumor würde auch so, also ohne Operation, weiterwachsen. Ist er ja vorher auch.« Die Frau mir gegenüber lehnt sich zurück, beugt den Kopf etwas nach hinten und schüttelt ihn ganz langsam. Dabei starrt sie auf einen Punkt, der irgendwo hinter mir an der Wand liegen muss. Sie zieht die Augenbrauen etwas hoch. »Nein, nein«, und jetzt schüttelt sie den Kopf etwas stärker, »man hätte ihn nicht aufmachen dürfen.«

Sie spricht es nicht aus, aber es steht irgendwo im Raum, die Fortsetzung des Satzes: »Dann würde er noch leben.« Sie lässt diesen vagen Schwebezustand bestehen und steht dann seufzend auf. »Na ja, jetzt ist es zu spät.« »Ja«, versuche ich zu retten, was zu retten ist, »Magenkrebs ist eine tückische Sache. Glauben Sie mir: Wenn mir das Schicksal so einen Magenkrebs vorsehen würde, ich würde auch daran sterben. Ich hätte keine Chance.« Ein letztes Mal schließt sie vielsagend die Augen, kneift den Mund etwas zusammen und schüttelt den Kopf. »Also gut, Herr Doktor«, sagt sie, »ich geh dann jetzt mal.«

Sie geht mit dem Gefühl: Er könnte noch leben, die Ärzte sind schuld und der Block will es einfach nicht zugeben. Jemand hat Schuld. Ein Urbedürfnis, die Schuldsuche, auch bei Krankheit. Es ist leichter, einen Schuldigen zu haben, als etwas so Undefinierbares wie das Schicksal. Über das Schicksal lässt sich schwerer klagen als über Menschen, die Schuld haben.

Logik, Vernunft, Kausalität stören in dieser Gefühlswelt. Natürlich kann man einem Patienten mit Magenkrebs und seinen Angehörigen alles erklären, was wir über Magenkrebs wissen. Über die Gründe, die für eine Operation sprechen, und über die schlechte Prognose mit und ohne Operation. Darüber, dass der Vater, als die Diagnose einmal stand, nicht die geringste Chance hatte, den Tumor zu überleben. Aber die Abwehrreflexe gegen die nüchterne Sicht der Lage sind zu tief verwurzelt im Gefühlshaushalt des Schuldsuchers. Er wird einen Schuldigen finden.

Der Selbstentmündiger

*Selbstentmündigung ist Bequemlichkeit und Schutz und
der Trick des starken Mannes, auch einmal schwach zu sein.*

WAS FÜHRT SIE ZU MIR?« »Meine Frau sagt, ich muss jetzt endlich mal was unternehmen.« Der Mann, der sich da gerade mit diesen Worten selbst entmündigt, ist 1,90 Meter groß, muskulös und Mitte 50. Ein richtiger Kerl. Eine Frau macht so was nicht. Ihr Mann hat ihr nichts zu sagen, insbesondere nichts, was ihre Gesundheit angeht. Da kümmert sie sich schon selber drum. Und wenn sie sich doch mal an irgendetwas aufreibt, sich zu viel um andere kümmert, keine Zeit für ihre eigene Gesundheit hat, dann ist es eine Freundin, die ihr nahelegt, jetzt endlich mal an sich selbst zu denken. Oder die Kinder schicken sie. Aber nicht der Mann.

Frauen lassen sich nur zum Arzt schicken, wenn sie zu viel an andere denken und zu wenig an sich. Männer haben ein anderes Motiv, sich schicken zu lassen. »Eigentlich bin ich ja jemand, der wegen solcher Banalitäten gar nicht zum Arzt gehen würde. Aber ich will meine Frau beruhigen«, heißt es dann. Sie sind dankbar, dass sie damit einen Grund haben, über etwas zu sprechen, das sie eigentlich innerlich beunruhigt, was sie aber sich selbst und mir gegenüber nicht eingestehen wollen. Eine harmlose, liebenswerte Eigenschaft des starken Mannes. Und mit einem »Na was stört Ihre Frau denn?« meinerseits beginnen wir beide, uns mit den gesundheitlichen Problemen zu beschäftigen, die unseren starken Mann quälen.

Manchmal ist die Sache aber auch komplizierter. »Mein Hausarzt schickt mich«, das können auch die ersten Worte eines Patienten sein, den ich begrüße und frage, weshalb er kommt. Nicht: »Ich habe Bauchschmerzen« oder »Mein Blutdruck ist zu hoch« oder »Mein Hausarzt hat mir empfohlen, mal eine Darmspiegelung machen zu lassen.« Nein: »Mein Hausarzt schickt mich.«

Wer ein Gespräch so einleitet, entmündigt sich, in gewisser Weise, selbst. Natürlich ist es meistens nur eine Floskel, ohne große Bedeutung, aus der sich dann ein Gespräch entwickelt, das zu einer Problemlösung führt. Aber der Satz kann auch erster Ausdruck eines Verhaltens sein, das sich durch das gesamte weitere Gespräch ziehen wird, durch die weiteren Untersuchungen und Planungen, das manchmal bereits Element einer ganzen Krankengeschichte ist. Es hat etwas mit der Unfähigkeit zu tun, die eigenen Belange selbstverantwortlich zu regeln (→ Der Delegierende).

Im Notdienst passiert mir manchmal Folgendes: Eine Patientin kommt mit irgendeiner Bagatelle (→ Der Bagatellpatient), sagen wir mal: einer Erkältung. Etwas Schnupfen, Gliederschmerzen, was einen eben manchmal so erwischt. Sie hat sich ins Auto gesetzt, ist gekommen, hat 10 Euro Notdienstgebühr bezahlt und dann im ungemütlichen Warteraum des Notdienstes gewartet. Jetzt schildert sie mir ihre Erkältungssymptome. Was soll ich tun? »Wissen Sie«, sage ich, »so viel kann ich da jetzt auch nicht machen. Ich glaube, da müssen Sie einfach durch.« Vielleicht ein Aspirin nehmen, früh zu Bett gehen. Was man so macht, wenn man erkältet ist. Wenn die Sache dumm läuft, kann es passieren, dass die Frau etwas unfreundlich fragt: »Ja, weshalb bin ich denn überhaupt gekommen?« Ich versuche, dann erst einmal diplomatisch zu sein und sage so etwas wie: »Na ja, die Entscheidung haben Sie doch selbst getroffen.« Und dann kann der Satz kommen: »Ich hatte doch vorher angerufen und die Helferin am Telefon hat gesagt, ich soll hierherkommen.« »Sie sollen hierherkommen?«, denke ich. »Weil die Helferin so was sagt?« Ich spreche es aber nicht aus. Natürlich könnte ich der Frau mit der Erkältung nun erklären, warum die Helferin am Telefon jeden herbestellt, der einen Kummer hat. Aus einfachen Gründen: Wer unsere Hilfe in Anspruch nehmen möchte, dem wird angeboten zu kommen. Weil das erstens unsere Aufgabe im Notdienst ist, wir zweitens am Telefon nicht beurteilen können, wie ernst das Problem ist, und wir drittens nicht nach einigen Tagen in der Zeitung lesen möchten: »Ärztlicher Notdienst lehnt Patienten ab.« So einfach ist das.

Mit dem Satz »Ihre Helferin am Telefon hat gesagt, ich soll kommen« wird die Verantwortung für das eigene Handeln abgegeben. Wer so spricht, entmündigt sich selbst. Vielleicht denkt die Patientin mit ihrer Erkältung ja auch: »Eigentlich richtig, warum komme ich mit einer so banalen Sache wie einer Erkältung nicht selbst zurecht?« Vielleicht ist ihr das Kommen jetzt etwas peinlich und sie schiebt die Schuld auf die Helferin. (→ Der Schuldsucher)

Völlig unschuldig sind wir Ärzte an dieser Situation nicht. Wir haben ja lange genug daran gearbeitet, den Patienten zu entmündigen und unter unsere Herrschaft und Bevormundung zu bringen. »Warum sind Sie nicht eher gekommen?« oder: »Diese Pillen nehmen Sie jetzt eine Woche lang, dreimal täglich eine.« So wurde geredet. Widerspruch war zwecklos. Das hat sich zwar geändert, aber die Verhaltensmuster sind geblieben. Bei Ärzten und Patienten.

Für mich ist es natürlich auch bequem, einfach eine klare Stellungnahme abzugeben. »Sie müssen abnehmen« oder: »Das muss antibiotisch behandelt werden.« Für große Diskussionen habe ich keine Zeit, und Geld gibt es für ein abwägendes Informieren auch nicht. Außerdem bedeutet die klare Linie für mich Sicherheit. »Bei Darmblutung muss gespiegelt werden. Wenn Sie das nicht wollen, haben Sie selbst Schuld, wenn der Darmkrebs zu spät erkannt wird.« Mit so einem Satz schützt man sich selbst.

Auch für viele Patienten kann diese Form autoritärer Medizin von Vorteil sein. Natürlich ist es bequemer, den gut bezahlten Arzt sich die Gedanken machen zu lassen. »Kümmern Sie sich mal darum, dafür werden Sie bezahlt, ich gebe die Verantwortung ab, jetzt sind Sie zuständig.« Mache ich ebenfalls. Wenn ich bei meiner Zahnärztin bin, will sie mir manchmal im Spiegel meine Probleme zeigen. Ich will das dann immer gar nicht wissen. Ich gebe die Verantwortung für die Löcher, die sie mir ausbohrt und dann wieder füllt, komplett ab. Ich will mir einfach darüber nicht den Kopf zerbrechen. Schließlich zahle ich dafür.

Der Selbstkontrollierte

*Selbstkontrolle ist die Waffe, mit der die Furcht
vor der eigenen Innenwelt in Schach gehalten wird.*

Der kontrollierte Patient ist eine 40-jährige, gepflegte Frau. Sie betritt die Praxis leise und zurückhaltend, ist aber dabei nicht schüchtern. Im Gegenteil. Von ihr geht ein gewisses Selbstbewusstsein aus, sie ist präsent. Sie trägt im Sommer ein Kostüm, im Winter vielleicht einen gut geschnittenen Wollmantel mit Pelzkragen. Und sie ist schlank. Sie ist bei einer Bank beschäftigt oder Steuerberaterin, manchmal ist sie auch Hausfrau oder Lehrerin mit einem mädchenhaften blonden Pferdeschwanz und schaut mich aus ernsten Augen an. Die kontrollierte Patientin macht das, was sie macht, gründlich. Sei es die Buchführung, sei es die Vorbereitung des Unterrichtes am nächsten Tag, sei es das Staubsaugen und die Chauffeurdienste für ihre Kinder, die nach der Schule zum Reiten gebracht werden oder zum Hockey. Die kontrollierte Patientin macht alles hundertprozentig. Sagt sie von sich.

Genau damit geht sie ihrer Umgebung etwas auf die Nerven und manchmal auch sich selbst. Und dann kommt sie zu mir. Sie hat nämlich immer wieder Bauchschmerzen oder Herzrasen oder Atemnot. Das Gefühl, nicht genug Luft zu bekommen, und einen Druck im ganzen Körper, es fühlt sich in solchen Momenten an, als ob alles abgeschnürt sei. Während sie diese Beschwerden schildert, lächelt die kontrollierte Patientin. Sie spricht leise, nicht zu schnell, sie sitzt kerzengerade aufrecht und mir frontal gegenüber. Dann reicht manchmal ein Wort von mir, ich weiß oft selbst nicht, war es das falsche oder war es das richtige? Es kann ein Wort sein wie Stress, Angst, Arbeitsplatz, Ehe, Anerkennung, Zärtlichkeit, Liebe, Kinder, Wünsche, Träume, Enttäuschung. Ein Wort kann dazu führen, dass die kontrollierte Patientin komplett die Kontrolle über sich verliert. Und plötzlich tränenüberströmt vor mir sitzt.

Für solche Situationen habe ich eine Papierbox mit Taschentüchern im Schubfach. Die stelle ich vor ihr auf den Tisch und sage erstmal gar nichts. Nach einiger Zeit, wenn sie sich vorsichtig geschnäuzt und ihr Make-up etwas abgetupft hat, frage ich: »Habe ich jetzt was Falsches gesagt?« Meistens habe ich das nicht. Meistens ist dann der Knoten, zumindest erst einmal, gelöst und wir können jetzt etwas offener, unkontrollierter sprechen. In der Regel sehen wir uns dann noch mehrere Male. Natürlich müssen die Beschwerden zunächst auf einer körperlichen Ebene abgeklärt werden. Deshalb ist die Frau ja zu mir gekommen und nicht zum Psychotherapeuten oder Psychiater gegangen. Also Laboruntersuchungen, Ultraschall, EKG, all die Sachen, die nicht wehtun. Magen- und Darmspiegelungen, bei Bauchschmerzen zum Beispiel, klammern wir erstmal aus. Während dieser Phase der internistischen Aufarbeitung gelingt es der kontrollierten Patientin manchmal, in ihre gewohnte Rolle zurückzuschlüpfen und die Kontrolle wiederzuerlangen. Das ist dann schlecht. Sie wird ihre körperlichen Beschwerden behalten und ich werde eine organische Ursache nicht finden. Das ist frustrierend. Mit den Laborwerten und EKGs und der ganzen somatischen Diagnostik, die eigentlich zu einer Lösung der Probleme und einer Linderung der Beschwerden führen sollte, werden wir uns von den tatsächlichen Notwendigkeiten immer weiter entfernen.

Aber gelegentlich ist die kontrollierte Patientin auch ganz froh, endlich mal die Kontrolle abgeben zu können, sagen zu können: »Ich kann so nicht mehr funktionieren, mit all den Erwartungen, dem Perfektionismus, den Enttäuschungen, den kleinen und großen Lügen, die sich so im Laufe des Lebens angesammelt haben.« Dann kann man versuchen, ihr mal Abstand zu verschaffen, eine Kur, eine psychologische Beratung oder eine länger angelegte Psychotherapie.

Aber eines weiß ich meist ziemlich genau: Völlig ändern wird sich die kontrollierte Patientin natürlich nicht. Der Wunsch nach Perfektion, nach Ordnung und die Kollision dieser Äußerlichkeiten mit ihrem Innenleben wird virulent bleiben.

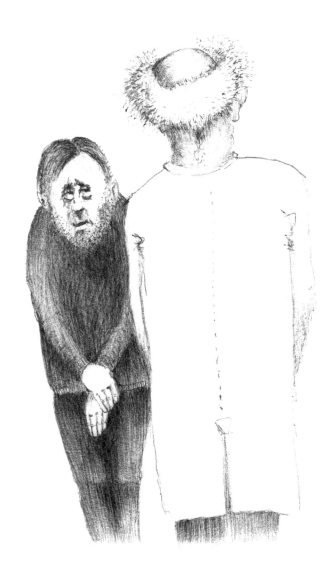

Der Sünder

*Fehlverhalten und Angst: Sie machen ein
schlechtes Gewissen und bringen die Patienten zu uns.*

Der Sünder ist ein glücklich verheirateter Mann von 37 Jahren, der seine Frau wirklich liebt und sie nie mit einer anderen betrügen würde. Es dann aber doch tut. Nach neun Jahren Ehe, das erste Mal. Jetzt sitzt er mir gegenüber. Warum kommt ein Mann, der seine Frau betrogen hat, zu mir? Aus einem einfachen Grund. Die Dame der Wahl für seinen Seitensprung kommt aus Osteuropa und hat ohne Kondom gearbeitet. Unser biederer Ehemann hat jetzt Angst, sich eine HIV-Infektion geholt zu haben. Die ganze Sache ist zehn Tage her und er hat in dieser Zeit kaum geschlafen.

Ich kann ihn beruhigen: »Also, das Risiko, dass Sie sich bei diesem einmaligen Seitensprung eine HIV-Infektion geholt haben, ist gering. Man darf das gar nicht laut sagen«, ergänze ich noch, »aber es ist so. Und noch etwas: Hatte die Dame überhaupt eine HIV-Infektion?« Das weiß er nicht. Jetzt heißt es also: untersuchen und in regelmäßigen Abständen wieder untersuchen. Eine quälende Sache. Und eines muss noch geklärt werden. Auch wenn das Risiko gering ist, sich bei einer einmaligen Gelegenheit eine HIV-Infektion zu holen, es ist nicht gleich null. Und wenn er sich wirklich infiziert hat, dann ist er während der frischen Infektion selber in höchstem Maße ansteckend. Weil in dieser Phase die Menge an Viren im Blut und damit auch im Sperma extrem hoch ist. Das muss ich dem Sünder sagen. Er muss seine Frau während der nächsten Monate vor sich schützen. Durch Abstinenz oder ein Kondom. Das heißt: entweder beichten oder eine passende Lüge ausdenken. Je nach IQ und Einfallsreichtum und den besonderen Umständen gibt es da die abenteuerlichsten Konstruktionen.

Schlechtes Gewissen ist ein starker Impuls in der Medizin. Er liegt nahe bei der Angst (→ Der Ängstliche), aber es kommt noch etwas dazu: die böse Tat. Sie kann der Seitensprung sein, der Betrug an einem anderen oder einer anderen. Aber beim Sünder können auch Täter und Opfer ein und dieselbe Person sein. Der Klassiker ist der Raucher, der »nur zur Sicherheit« mal ein Belastungs-EKG durchführen lassen will (→ Der Raucher). Das schlechte Gewissen meldet sich bei uns auch, wenn wir glauben, vielleicht doch zu viel Alkohol zu trinken, und mal unsere Leberwerte checken wollen, die Gamma-GT, vom Volksmund auch »Säuferenzym« genannt.

Das schlechte Gewissen. Wir Ärzte bringen nicht nur Angst unter die Menschen, sondern auch das schlechte Gewissen. Angst ist ja noch eine klare Angelegenheit, übersichtlich, direkt. Es geht um etwas Bedrohliches, um die Bakterien, die Viren, den Krebs. Angst ist zunächst mal frei von Schuld. Das schlechte Gewissen kommt von innen. »Du bist schuld«, lautet die Botschaft. Eine perfide Sache. Wir greifen etwas auf, etwas, das im Patienten steckt, und verstärken es.

Das schlechte Gewissen entsteht nicht nur durch den Alkoholkonsum, das Rauchen, das Übergewicht und auch nicht durch den Betrug an der Ehefrau, die man doch eigentlich liebt und gerade nicht betrügen will. Das schlechte Gewissen ist auch das Produkt ärztlicher Kunst. Das schlechte Gewissen ist damit verbunden, nicht auf uns Ärzte zu hören.

Der Suizidant

*Der Wille zu sterben wird diffamiert als Krankheit
und ist Gegenstand der Palliativmedizin.*

Der Suizidant ist 78 Jahre alt. Er hat einen Strick genommen, ihn an einem Wasserrohr an der Zimmerdecke im Bad verknotet, hat sich die Schlinge um den Hals gelegt und sich dann fallenlassen. Die Fallhöhe ist nicht hoch, sie reicht nicht für den Genickbruch. Er erstickt. Aber er erstickt nicht ganz.

Der Suizidant hatte die Sache eigentlich gut geplant. Der junge Mann vom ambulanten Pflegedienst war zum Abend da gewesen, hatte ihm die Medikamente für den nächsten Tag gerichtet und ihm noch etwas beim Papierkram geholfen, Krankenkassengeschichten. Als er gegangen war, hatte der Suizidant mit den wenigen Vorbereitungen, die nötig waren, begonnen. Dann der Sprung.

Und alles geht schief. Er stirbt nicht gleich. Und der Pfleger hat etwas vergessen. Er kommt zurück und findet den Suizidanten. Er hat schon allerhand erlebt, er ist beherzt, er weiß, wo die Küche ist, das Geschirrfach, er holt ein Messer und schneidet den Strick durch. Mit einem unangenehmen Geräusch stürzt der alte Mann zwischen Toilette und Badewanne. Er blutet aus einer großen Platzwunde an der Schulter. Er lebt.

Der Rest ist bekannt. Rettungswagen, Wiederbelebung, Krankenhaus, irreversibler Hirnschaden. Jetzt liegt der Suizidant in einem Heim für Menschen, die wie er nie wieder ihr Bewusstsein erlangen werden.

Sich selbst das Leben nehmen ist in Deutschland nicht verboten. Zumindest grundsätzlich nicht. Doch wer es versucht, sieht sich mit Schwierigkeiten konfrontiert. Wer mit dem Hals in der Schlinge im Badezimmer hängt und noch ein Restleben in sich hat, wird abgeschnitten. Alles andere wäre eine Straftat. Denn es gilt die Annahme: Eigentlich will der Suizidant gar nicht sterben. Wir wissen es besser als er. Und manchmal stimmt das auch.

Dann ist der Suizidant ein 48-jähriger Mann, der seinen Bruder angerufen hat. »Ich kann nicht mehr, ich will nur noch sterben«, hat er gesagt. Der Bruder ist sofort hingefahren. Mit seiner Ehefrau. Und der Neffe ist auch gekommen. Jetzt sitzen sie alle in der Stube und haben erst einmal den Rettungswagen gerufen. Keine schlechte Entscheidung. Denn der Mann meint es ernst. Seit Jahren depressiv, früher zu viel Alkohol getrunken, alleinstehend, kaum soziale Kontakte. Er geht zum Glück freiwillig mit, in die Psychiatrie. Wenn er nicht freiwillig gegangen wäre, hätte man ihn gegen seinen Willen dorthin gebracht. Oder zumindest gegen das, was er als seinen Willen ausgegeben hätte: den Willen zu sterben.

In Deutschland nehmen sich jedes Jahr 15 000 Menschen das Leben. Mehr Männer als Frauen, mehr Alte als Junge und mehr Ärzte als Bratwurstverkäufer, Rechtsanwälte, Elektroinstallateure oder Germanisten. Und wir, die Überlebenden, wissen es besser als die, die sterben: Sie wollen gar nicht sterben.

Der Freitod hat kein gutes Image. Deshalb wird er auch als Selbstmord bezeichnet. Hat dann irgendwas mit niederen Beweggründen zu tun. Der Selbstmörder hat keine Lobby. Und wenn er doch eine hat, dann heißt sie irgendwas mit »Menschenwürde« und »Selbstbestimmung« und ist auch nicht gerade das, was man sich als freier Mensch, der sterben möchte, wünscht.

Der Suizidant trifft eine einsame Entscheidung. Aber man lässt ihn nicht allein. Wer sich das Leben nehmen will, wird zum Gegenstand ärztlicher Aufmerksamkeit. Er ist krank, er braucht ärztliche Hilfe und das notfalls gegen seinen Willen. Die Medizin kann alles richten. Wir machen Prävention, Vorsorgeuntersuchungen und Risikomanagement. Und wenn trotzdem mal jemand krank wird, steht ein beeindruckendes Repertoire von Diagnostik und Therapie zur Verfügung und dann kommen wir zur Sache. Und ganz am Ende, wenn Alter und Krankheit die reparativen Möglichkeiten nun doch an ihre Grenzen stoßen lassen, kommt die Palliativmedizin. Sterben und Sterben-Lassen bleiben in ärztlicher Kompetenz, in ärztlicher Hand, sie gehören uns.

Der Freitod ist die fristlose Entlassung des Arztes. Darum ist er unakzeptabel für uns. Der Mann, der seinen Tod ankündigt, wird entmündigt und zwangseingewiesen. Der Mann, der beschließt, nach einem erfüllten Leben den Qualen von Krankheit und Alter durch eine selbstbestimmte Rückkehr zu seinem Schöpfer zu entgehen, wird zum Objekt der Palliativmedizin, und seine Selbsttötung wird als Niederlage ärztlicher Kunst diffamiert. Der Freitod ist die Fehlentscheidung eines kranken Menschen oder das Versagen der Palliativmedizin. Und weil das alles so furchtbar kompliziert ist, können sich professionelle und gewinnorientierte Sterbehilfefirmen etablieren, die für teures Geld und möglichst noch im Ausland ihre Dienste anbieten.

Der Suizidant steigt aus all dem aus. Er verlässt die Welt der medizinischen Versprechungen und Tricks. Sein Wunsch zu sterben verdient Respekt.

Der Tablettenfreak

Der Tablettenfreak ist die Karikatur unseres Patientenbildes:
Der Behandelte schluckt immer mehr Pillen, immer früher,
gegen immer mehr Krankheiten.

Der Tablettenfreak braucht eine Pille. Und vorher ein Rezept. Denn frei erhältliche Pillen wirken nicht. Es muss schon was Richtiges sein. Der Tablettenfreak hat mal harmlos angefangen. Mit Kopfschmerztabletten und Nasentropfen. Vielleicht aber auch mit härterem Stoff: Pillen gegen seine defizitäre Aufmerksamkeit (Ritalin) oder was zur Beruhigung (Benzos). Die Krankheiten wurden ernster, die Tabletten wichtiger. Zweimal im Jahr, mindestens, eine antibiotische Behandlung – wegen Husten, Auswurf, Heiserkeit, aber auch bei Insektenstichen (Blutvergiftung!), Zeckenbissen und Helicobacter pylori. Dann kommen die chronischen Krankheiten, spätestens mit 50: Blutdruck, Cholesterin (→ Der Cholesterinpatient), später Prostata und Arthrose. Haarausfall, Wechseljahrsbeschwerden, Osteoporose, Schilddrüse – alles wird untersucht und man muss das Netz nur dicht genug knüpfen, dann findet man auch was, das behandelt werden muss.

Mit 50 keine Tabletten zu nehmen ist nicht normal. Mit 50 nimmt man Tabletten. Wer das nicht tut, ist irgendwie krank. Die Menge spielt, wenn die ersten Hemmungen einmal gefallen sind, keine Rolle mehr. (»Ich nehme doch schon so viel, da kommt es auf eine mehr oder weniger auch nicht an.«) Wichtig: das Nebenwirkungsmanagement. Falsch wäre: absetzen. Richtig ist: eine Tablette gegen die Nebenwirkungen nehmen. Beispiel Magen. Ab drei Tabletten ist die vierte, ein Säureblocker, obligatorisch. Fünf verschiedene Präparate sind für einen 60-jährigen Senior keine Seltenheit, sondern häufig. Ab sieben wird es unübersichtlich. Zwölf kann man mit Fug und Recht als unüberschaubar bezeichnen. Die Gesamtmenge der Pillen kann, trotz ausgefeilter Herstellung und Langzeitwirkung, leicht mal die 20 überschreiten – ein unkalkulierbarer, potentiell hochexplosiver Cocktail. Die geballte Präsenz der pharmazeutischen Segnungen belegt Küchenschränke, Wohnzimmervitrinen, halbe Esstische. Bei alten Menschen dann gerne mit krakeligen Notizen auf den Packungen (»gegen die Venen«, »für Wasser«) und mehrfach korrigierten Einnahmeplänen: EDV-gestützt erstellt, aber durch Ärzte, Pfleger, Angehörige und den Patienten selbst liebevoll ergänzt, korrigiert, umgestellt, revidiert. Und die Frage »Welche nehmen Sie denn regelmäßig?« wird mit einem ungläubig ratlosen Blick beantwortet.

Der Tablettenfreak weiß, was er an seinen Tabletten hat. Er nimmt nicht irgendwelche, er nimmt Originalpräparate. Der Versuch, ihn auf preiswerte Generika umzustellen, endet regelmäßig in einem zähen Kampf. »Wirkt bei mir nicht, vertrage ich nicht, ich will keinen Billigimport.« Das sind so die Widerstände. Gerne mit der vorwurfsvollen Feststellung verbunden: »In Spanien kriege ich die viel billiger«, um dann zu einem Exkurs über die schmutzigen Praktiken der Pharmaindustrie auszuholen (→ Der Medizinkritiker).

Die teure Pille hilft, egal was drin ist. Das wissen inzwischen alle, vom *SPIEGEL* bis zur *Brigitte*. Placeboeffekt. Aber es ist noch viel mehr. Die Pille erfüllt auch ein Grundbedürfnis. Sie gehört zum Ritual. Was soll der

Arztbesuch, wenn man nicht mal ein Rezept bekommt, zur Apotheke geht und schließlich das Präparat in den Händen hält? Die Pille rundet alles ab. Ohne sie wäre da eine Lücke.

Kopfschmerztabletten (zu viel Alkohol am Vorabend), Säureblocker (Sodbrennen) und Antibiotika (Raucherhusten): Sie machen das Leben spürbar leichter. Aber die meisten Tabletten, Tonnen von ihnen, werden nicht verschrieben, weil etwas wehtut. Sondern zur Vorbeugung. Wegen der Risikofaktoren: Bluthochdruck tut so wenig weh wie Cholesterin oder erhöhter Blutzucker. Und weil wir immer mehr Risikofaktoren haben und immer sicherer und älter werden wollen, müssen wir immer mehr Tabletten nehmen. Eine Riesenzukunft haben hier Antidemenzpillen: Drohenden Alzheimer schon mit 50 erkennen und konsequent behandeln – das ist nicht Trend, das ist Realität. (→ Der Demenzpatient)

Aber manchmal dämmert dem einen oder anderen Tablettenfreak etwas. Dass die Pillenesserei eventuell etwas mit Massenmedizin zu tun hat (→ Der Cholesterinpatient) und der Nutzen für den Einzelnen eher gering ist, so gering, dass man, wenn man es wüsste, eigentlich munter sagen würde: »Risikoreduktion von 2 Prozent? Nicht mit mir. Ich brauch' die Pille nicht.« Dann kann der Tablettenfreak ziemlich zerrissen sein: »Soll ich oder soll ich nicht?« Aber er hat auch eine Lösung des Problems, und dieser Lösung fallen in Deutschland 70 Prozent der verschriebenen Medikamente zum Opfer: Rezept wird eingelöst, Tabletten werden geholt – und dann nicht genommen. Man will ja schließlich auch noch etwas leben.

Der Telemedizinpatient

*Mit der Telemedizin halten wir uns Patienten
von der Pelle, denen wir die Illusion von Zuwendung
und Kommunikation verkaufen.*

Der Telemedizinpatient lebt sicher. Er hat eine schlimme Herzschwäche, aber er stellt sich jeden Morgen auf seine digitale Waage und von da geht sein Gewicht automatisch an die Zentrale. Die Zentrale, das ist ein großer, international auftretender Anbieter von Gesundheitsdienstleistungen. Er arbeitet für Krankenkassen, Ärzte, Krankenhäuser, Universitäten. Wer immer ihn beauftragt und bezahlt, bekommt die Leistung. Hat unser Telemedizinpatient an Gewicht zugenommen, leuchtet in der Zentrale die rote Alarmlampe. Denn Gewichtszunahme bei Herzschwäche bedeutet: wieder zu viel Wasser eingelagert. In den Füßen, in den Beinen, in den Lungen. Dann wird der Telemedizinpatient benachrichtigt oder die Sozialstation oder der Hausarzt. Oder alle. Automatisch. Es werden eben alle informiert, die im Verteiler sind. Der Telemedizinpatient muss dann seine Trinkmenge etwas reduzieren und die Dosis seiner Wassertablette erhöhen. Morgen früh ist wieder Gewichtskontrolle. Zwischendurch stehen noch Blutdruck- und Pulsmessung an und der Blutzucker. Alles wird über einen kleinen Sender, der auf der Fensterbank steht, in die Zentrale übertragen.

Telemedizin heißt: alles auf Distanz. Puls und Blutdruck, Gewicht und Blutzucker. Aber auch EKG, Lungenfunktion und die Kontrolle des Herzschrittmachers und des implantierten Defibrillators. Das alles macht das Leben sicherer.

Telemedizin heißt auch: Sensoren in der Unterhose (eingenässt?), Bewegungsmelder im Wohnzimmer (bewusstlos?) und Chip in der Schuhsohle (weggelaufen?). Der Telemedizinpatient wird rund um die Uhr überwacht. Überall. In seiner altengerechten, telemetrisch optimierten Seniorenwohnung gibt es Sensoren, Bewegungsmelder, Kameras. Ein Gerät trägt er immer am Körper. Es ist ein kleines Wunderwerk. Man kann mit ihm telefonieren. Aber man kann noch viel mehr. Und vor allem kann das Gerät noch viel mehr. Es lernt. Es merkt sich die Lebensweise, die Wege, die Telefonate, die geführt werden. Und kontrolliert, ob sein Träger alles richtig macht. Weil es jederzeit eine präzise Ortung zulässt, kann man nicht nur feststellen, wo der Besitzer gerade ist, sondern das Gerät lernt auch die Wege kennen, die er macht. Zum Beispiel auf den Friedhof, wo der Ehemann liegt, einmal in der Woche, oder zum Arzt. Und wenn das unterbleibt, meldet sich das Gerät.

Dem Telemedizinpatienten sind all diese Sachen am Anfang etwas unheimlich. Aber er ist ja noch frisch und fit und will nicht alt und vertrottelt sein. Darum akzeptiert er die neue Technik. Außerdem erleichtert sie natürlich das Leben. Insbesondere das der Angehörigen. Wie oft haben sie sich abends oder am Wochenende schon Sorgen gemacht. Ist alles in Ordnung? Oder ist er gestürzt und liegt hilflos auf dem Teppich? Dann ist es doch ganz einfach, mal einen Blick auf den Bewegungsmelder zu werfen. Wo ist er denn gerade? Liegt er im Wohnzimmer oder läuft er rum? Oder einfach mal schnell einen Blick in die Wohnung, die drei Kameras abfragen: Flur, Stube, Schlafzimmer.

Oder man greift zum Äußersten und ruft an. Denn eine Telefonfunktion hat das Gerät, das der Telemedizinpatient am Körper trägt, ja auch. Und er freut sich bestimmt, mal wieder die Stimme der Tochter zu hören.

Manchmal kommt sich der Telemedizinpatient fast ein bisschen einsam vor. Sicher, er weiß, er ist nie allein mit all den Sendern, Sensoren und Bewegungsmeldern. Aber irgendwas fehlt ihm manchmal. Zum Glück weiß er dann: Die Telemedizin ist ja immer nur eine Ergänzung. Das hat man ihm nämlich erklärt. Die Basis, darüber sind sich die Anbieter telemedizinischer Einrichtungen und Leistungen alle einig, die Basis unserer Gesellschaft, auch einer älter werdenden Gesellschaft, sollte der direkte zwischenmenschliche Kontakt sein. Gut zu wissen.

Telemedizin ist das perfekte Produkt modernen Medizinmanagements. Kontrollierbar, effizient, personalsparend, preiswert und medizinisch absolut sinnvoll. Telemedizin ist das gute Gewissen einer Gesellschaft, die ihre Alten nach höchsten medizinischen Ansprüchen versorgt sehen, aber möglichst auf Distanz halten will.

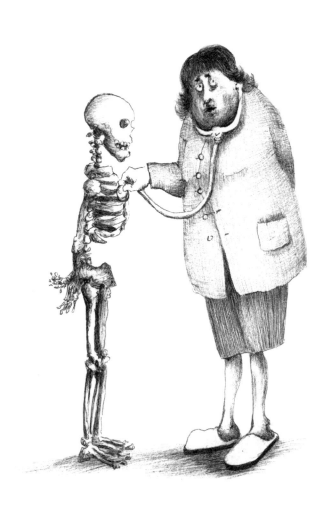

Der Tote

*Mit der finalen Diagnose ist das Ende der
ärztlichen Begehrlichkeit noch nicht erreicht:
Wer wann tot ist und was wir mit ihm machen, bestimmen wir.*

DER TOTE HAT ES HINTER SICH. Aber hat er wirklich alles hinter sich? Noch nicht ganz. Denn er ist noch gar nicht tot, bis ihm ein Arzt den Tod bescheinigt hat. Tot ist man erst, wenn man es schriftlich hat. Todesbescheinigung, Totenschein – an die Notwendigkeit, den Tod durch eine autorisierte Person, nämlich den Arzt, feststellen zu lassen, haben wir uns wie selbstverständlich gewöhnt. So selbstverständlich ist die Sache aber nicht. Ursprünglich diente die Leichenschau dazu, die Beerdigung von Scheintoten zu verhindern. Die Angst, lebendig begraben zu werden, war im 18. und 19. Jahrhundert eine Epidemie. Geblieben ist die Bürokratisierung des Todes.

Den Tod zu bescheinigen ist gar nicht so einfach. Immerhin: Es gibt sie, die Zeichen des Todes, die sicheren und die unsicheren. Die sicheren sind die Leichenstarre, die Totenflecken, die Zeichen der Verwesung und Verletzungen, die ein Leben ausschließen. Die Abtrennung des Kopfes vom Rumpf gehört dazu. Aber mit der Feststellung des Todes allein ist noch kein Totenschein zu machen. Wenn ein Verstorbener kalt und steif und tot in seinem Bett liegt, reicht es nicht, dass ich das Fehlen von Puls und Atmung attestiere und die Totenstarre und die Leichenflecken feststelle. Ich soll immer auch an ein Fremdverschulden oder eine Selbsttötung denken und danach fahnden. Dazu muss der Tote komplett entkleidet sein und ich muss ihn von Kopf bis Fuß auf Spuren von

Gewalteinwirkung oder Vergiftungen untersuchen und dabei auch in sämtliche Körperöffnungen schauen. Erst dann kann ich ein Kreuz bei »natürlicher Tod« machen. Ein unnatürlicher Tod ist z. B. anzunehmen bei einer Schusswunde über dem Herzen oder einem Messerstich im Rücken. Das hätte dann staatsanwaltliche Ermittlungen zur Folge.

Schließlich wird der Tote noch mit einer finalen Diagnose versehen, einer letzten Krankheit. Denn ein Tod an Altersschwäche, ein Tod als normales biologisches Ereignis, das nach Zeugung und Geburt, Wachstum und Altern einfach zur Spanne der menschlichen Existenz dazugehört, ist nicht mehr vorgesehen. Auf jedem Totenschein wird neben der Feststellung des Todes, der Kategorisierung, ob natürlich oder unnatürlich, auch immer die Todesursache erfragt. Altersschwäche bei einer 94-jährigen Patientin, die einfach immer weniger geworden ist, schließlich eines Abends die Augen geschlossen hat und am nächsten Morgen nicht mehr aufgewacht ist, ist als Todesursache heute unzulässig. Ich bin genötigt, eine Kausalkette von Krankheiten zu notieren, die schließlich zum Ableben geführt hat.

Wenn der Tote ohne Atmung und Herzschlag, blassblau, kalt, steif und mit Leichenflecken am Rücken und in den Flanken in seinem Sterbebett liegt, ist der Fall unkompliziert. Aber manchmal ist der Tote gar nicht richtig tot, er sieht noch ganz lebendig aus. Dann wird es schwierig. Er hat einen Blutdruck von 125/75, sein Herz schlägt mit 78 Schlägen in der Minute, der Brustkorb hebt und senkt sich gleichmäßig im Rhythmus der Atmung und die Haut ist rosig und warm. Aber er hat keine Hirnfunktion mehr, er ist hirntot. Und soll jetzt Organspender werden (→ Der Organspender). Um solch einen Hirntod festzustellen, braucht es Fachwissen, teure Messinstrumente, einen kollegialen Austausch und vor allem viel juristischen und medizinischen Background, mit einem leichten Einschlag von Theologie, Religion und politischem Willen. Dann gelingt es, auch diese Menschen für tot zu erklären. Die Angehörigen, die sich mit dieser Situation konfrontiert sehen, haben oft Schwierigkeiten, diese Art von Tod zu verstehen. Bei ihnen bleibt gelegentlich ein kleiner Zweifel zurück, ob alles mit rechten Dingen zugeht. Meistens haben sie dann auch das Gefühl, nicht alles richtig verstanden zu haben, aber denken, dass schon alles in Ordnung sein wird.

Und unser Toter? Wie mag er die Sache sehen? Das weiß keiner so genau, aber zahlreiche Spezialisten wissen es trotzdem. Mit dem Hirntod setzt der irreversible Sterbevorgang des gesamten Organismus ein, sagen die Mediziner. Ein Mensch, der seine höheren Hirnfunktionen verloren hat, existiert als Person nicht mehr, sagen die Soziologen. Der menschliche Geist ist ausschließlich an das Gehirn gebunden, sagen die Theologen.

Manchmal findet man Menschen, die es besser zu wissen scheinen als die Todesspezialisten der verschiedenen Fachdisziplinen. So ein Mensch kann zum Beispiel die Pflegerin im Altenheim sein, die neben dem Verstorbenen eine Kerze anzündet. Und dann das Fenster einen Spalt öffnet, um es der Seele zu ermöglichen, ihren Weg, wohin auch immer, zu finden. Ich glaube, wenn ich ein Toter wäre, ich würde mir so etwas wünschen.

DER TÜRKE

Die beste Versicherung bei Krankheit ist die türkische Familie.

DER TÜRKE ALS PATIENT ist so ganz anders als der Grieche. Oder gar der Deutsche. Der türkische Patient zeigt uns nicht nur, wie *er* ist, sondern auch, wie wir, die Deutschen, sind.

Wir Deutschen sind nämlich so: Es ist Sonntagnachmittag, halb fünf. Ich bin mal wieder im Notdienst unterwegs. Der Auftrag lautet: alter Herr, 79, verwirrt. Der Auftraggeber: die Tochter. Sie wohnt in Köln und hat mit dem Vater telefoniert und dann, natürlich ebenfalls telefonisch, den ärztlichen Notdienst eingeschaltet. Und das bin in diesem Falle ich, und ich soll mal nach dem Rechten sehen. Ein alter Herr öffnet mir. Er wohnt allein, konnte aber bisher den Haushalt noch halbwegs hinkriegen. Das Essen kommt auf Rädern. In der letzten Woche war es ihm schlechter gegangen, alles wird zu viel. Und jetzt ist er auch noch ziemlich verwirrt. War er offenbar in der Vergangenheit schon öfter mal, wie sich später herausstellt, hat aber jetzt zugenommen. Während ich mit ihm spreche, kommt der Sohn, ein Mann von Mitte 50. Er war auch von der Schwester geordert worden. Was tun? »Hier kann er nicht bleiben«, sagt der Sohn. »Ich übernehme die Verantwortung nicht.« Wir reden übers Alter, die Hinfälligkeit und Demenz, auch über Pflegestationen und Altenheime. Der Sohn hat nicht viel Zeit. Muss Montag früh wieder arbeiten. Fragt nach Pflegediensten, Sozialstationen, häuslicher Betreuung. »Ja«, sage ich, »aber ich glaube«, füge ich euphemistisch hinzu, »heute kriegen wir das nicht mehr gebacken.« »Also hier kann er nicht bleiben«, sagt er, »das sehen Sie doch selbst. Und ich«, wiederholt er sich, »kann die Verantwortung nicht übernehmen.« Nein, kann er nicht, wenn er es sagt. Und ich will es nicht. Also weise ich ihn ein. Und weiß genau: Das Erste, was im Krankenhaus passiert, ist die Organisation eines Heimplatzes, egal wo, Hauptsache schnell.

Und jetzt die Türkin. Sie ist auch alt, und die Tochter hatte um einen Hausbesuch des Notarztes gebeten. Nachts um halb eins. Die Mutter hat Fieber, ist schlapp und krank. Sie sitzt im Wohnzimmer auf dem Sofa. Außerdem anwesend: die Tochter, die mich gerufen hat, noch eine Tochter, ein Schwiegersohn, zwei halb erwachsene Jungen, Enkel, wie sich herausstellt, und ein kleines Mädchen im Nachbarraum. Die Mutter ist gut verpackt, von Kopftuch bis runter zur Hose und zum Rock. Aber ich arbeite mich durch die Schichten durch und kann endlich mein Stethoskop auf dem Rücken aufsetzen. »Mal bitte tief ein- und ausatmen.« Die Frau hat eine Bronchitis. Sie ist alt und krank und man sollte großzügig ein Antibiotikum geben. Ob jemand das Rezept in der Notdienst-Apotheke einlösen kann? Kein Problem. Der ältere der beiden Enkel hat schon einen Führerschein und wird losfahren. Ob jemand heute noch bei der Mutter bleiben könnte? Ja sicher, eine Tochter passt auf. So läuft das bei den Türken.

Der Türke wohnt oft in einem sanierungsbedürftigen Haus. Vor der Wohnungstür steht ein halbes Dutzend Paar Schuhe in allen Größen. Wenn ich klingele und eintreten möchte, werde ich manchmal gefragt, ob ich die Schuhe ausziehen könne. Mache ich doch gern und hoffe, dass ich keine Löcher in den Socken habe. Der Türke frequentiert den Notdienst zu anderen Zeiten als der Patient aus anderen Ländern. Das hängt mit seinem Lebensrhythmus zusammen. Wahrscheinlich hat der Türke die gleichen familiären Konflikte, wie es sie überall gibt. Vielleicht sogar noch kompliziertere. Aber eines ist sicher: Wenn es hart auf hart kommt und er seine Familie braucht, ist sie da.

DER ÜBERWACHTE

Gesundheitserziehung, Appelle, Verbote, Pflichten –
eine Gesellschaft schützt sich vor teuren Quertreibern
und überwacht sie.

DER ÜBERWACHTE IST LEBENSLUSTIG und Anfang 60 und er hat einen leichten Bluthochdruck, der mit einem Blutdruckmittel, morgens eine Tablette, gut eingestellt ist. Und der Überwachte ist Chauffeur. Also muss er gesundheitlich einwandfrei funktionieren. Damit das gewährleistet ist, gibt es einen Betriebsarzt. Der Betriebsarzt macht seine Sache gut, schließlich trägt er Verantwortung, und er ist gründlich. Vielleicht etwas zu gründlich. Er ist sich seiner Aufgabe bewusst und seiner Autorität ebenso und strahlt dies auch aus. Er hat dafür ein gewisses schauspielerisches und mimisches Repertoire zur Verfügung. Schon der Zugang zu ihm ist hierarchisch geregelt über die Sekretärin, die sich bereits etwas von der Formalität ihres Vorgesetzten angeeignet hat. Man könnte sie fast als schnippisch bezeichnen. Wenn man dann drin ist, beim Betriebsarzt, wird die Situation nicht entspannter. Im Gegenteil. Der gestärkte Kittel, der etwas vorwurfsvolle Blick, das leichte Kopfschütteln, die gerunzelte Stirn, wenn er den Blutdruck misst.

Wenn der Überwachte, der Chauffeur, bei mir ist, liegt der Blutdruck meistens um 140/85. Auch bei der Langzeit-Blutdruckmessung und bei der körperlichen Belastung während der Ergometrie ist alles zufriedenstellend, im grünen Bereich, wie unser Patient gerne sagt. Aber beim Betriebsarzt bekommt er einen leichten Anflug von Panik, etwas, das er, gemütlich und lebenslustig wie er ist, sonst nicht kennt. »Herr Doktor«, sagt er zu mir, »der verdammte Kerl macht mich völlig fertig. Und seine Vorzimmertante auch.« Und so kommt es, dass der Blutdruck schon beim Weg zum Betriebsarzt steigt, während der Formalien im Sekretariat noch einmal was drauflegt und bei der Messung dann 180 erreicht. Der Überwachte hat Angst um seine Arbeit als Chauffeur. Er hat zwei Probleme, die sich irgendwie berühren und irgendwie gar nichts miteinander zu tun haben: seinen hohen Blutdruck, der problemlos zu behandeln wäre, und seinen Betriebsarzt, der ihn mit seinen Kontrollen und Drohszenarien fertigmacht.

Der Überwachte ist auch die übergewichtige Lehramtskandidatin. Sie hat einen Body-Mass-Index, einen BMI, von 28. Damit kann sie nicht »verbeamtet« werden. Verbeamtung oder Nicht-Verbeamtung macht einen Unterschied von einigen hundert Euro im Monat für die Frau aus, so sagt sie mir. Ist sie zu dick? Sie sitzt vor mir und ich würde sagen: Kerngesund. Sie ist groß, 1,78 Meter, und wiegt 88 Kilo. Nun, was kann man machen? Ich rate ihr, zu einer Ernährungsberatung zu gehen. Tut sie auch, und nach drei Monaten sehe ich sie wieder. Mit einem BMI von 27. Sieht man ihr nicht an, sie ist immer noch dick. Sie könnte jetzt in den Landesdienst treten. Sie hat aber nun ein anderes Problem: Als sie nämlich zur Gesundheitsuntersuchung vorstellig wurde, war sie, wegen ihres vermeintlichen Übergewichts, so aufgeregt, dass ihr Blutdruck, der sonst immer so um die 120 liegt, auf 145 gestiegen ist. Nicht viel für die Situation, aber: zu hoch. Jetzt ist sie also zu dick und hat obendrein noch einen zu hohen Blutdruck. Eine kritische Situation für das Land, das sie einstellen soll, als Beamtin. Da muss man aufpassen. Also wird jetzt nicht nur eine Langzeitblutdruckmessung gemacht, sondern es wird noch nach weiteren Risikofaktoren gefahndet, die zu einem verfrühten Ausscheiden unserer kräftig gebauten Lehrkraft führen könnten.

Und wie es so ist in der Medizin: Wer suchet, der findet. Nämlich einen Cholesterinwert von 225. Auch nichts Dolles, aber, formal gesehen, zu hoch. Bis 200 ist normal. Jetzt ist die Frau richtig krank. Jeder weiß zwar: Die Chance für unsere Junglehrerin, in ihrem Beruf so lange durchzuhalten, bis sie Krankheiten bekommt, die mit Cholesterin und Blutdruck zu tun haben, sind minimal. Wir wissen doch genau: Ihre Lebenserwartung liegt irgendwo bei 82 oder darüber, aber ihre Berufstätigkeit wird mit 57 Jahren enden oder auch bereits früher. Und zwar nicht, weil sie zu dick ist, sondern weil sie ausgebrannt sein wird, verbraucht im täglichen Kampf mit frustrierten Halbwüchsigen, aufgerieben an einer Schulbehörde, die den Schulen immer mehr Bürokratie aufdrückt, zermürbt von einer Gesellschaft, die sie ständig kontrolliert und ihr das Leben immer schwerer macht.

Der Überwachte wird gemessen und gewogen und einer Risikoanalyse unterworfen. Und die Menschen, die ihn messen und wiegen und taxieren, unterliegen den gleichen Zwängen und Kontrollen wie der Überwachte. Sie wollen nichts falsch machen, nichts tun, wofür man sie später mal zur Verantwortung ziehen könnte. Deshalb sind sie sehr gründlich, genau, autoritär, repressiv. Die Sache hat System.

Aber manchmal und immer häufiger erfolgt die Überwachung sehr viel subtiler als bei unserem Chauffeur und der Lehrkraft. Dann ist der Überwachte zum Beispiel leitender Mitarbeiter in einem großen Betrieb, der einen sehr gut funktionierenden medizinischen Dienst und ausgefeilte Vorsorgeprogramme hat (→ Der Check-up-Patient). Eine gute Sache: Vorsorge. Unser Patient fühlt sich privilegiert (→ Der Privilegierte). Und so sitzt der Überwachte (Privilegierte, Gecheckte) also vor mir und berichtet: Er hat erhöhte Leberwerte. Ist im Rahmen der betriebsärztlichen Untersuchung aufgefallen. Besonders die Gamma-GT ist zu hoch. Und er strahlt mich an. Mir wäre ja etwas mulmig, denke ich, wenn mein Arbeitgeber sich für meine Leberwerte interessieren würde. Die Gamma-GT ist bei Alkoholkonsum erhöht und wird unter Kennern als das Säuferenzym bezeichnet.

Der moderne Mensch hat sich an die Überwachung gewöhnt. Er hat ihre ständige Gegenwart so sehr verinnerlicht, dass er sie gar nicht mehr spürt, oder, wenn sie doch einmal zu aufdringlich und unübersehbar in sein Leben drängt, sie klaglos hinnimmt. Oder stumm und schicksalsergeben unter ihr leidet.

DER UNENTSCHLOSSENE

*Unentschlossenheit ist die beste Art,
sich selbst zu quälen und den Arzt zu nerven.*

DER UNENTSCHLOSSENE HAT ein Problem, schon seit Monaten: Irgendwie kötteliger Stuhl. Er hat auch eher Verstopfung und muss beim Stuhlgang pressen. Und seit zwei Tagen ist etwas Blut am Toilettenpapier. Er macht sich Gedanken und stellt sich Fragen. Weil er die Fragen nicht beantworten kann, sitzt er mir jetzt gegenüber. Er ist 34 Jahre alt, Versicherungskaufmann, in Anzug und Krawatte, mit ordentlich gestutztem Haar, und er hat eine überregionale Zeitung mitgebracht. Er hatte wohl mit Wartezeit gerechnet. Er ist etwas übergewichtig, nicht viel, aber seine Motorik wirkt unbeholfen.

»Kommen Sie«, sage ich und stehe auf. »Ich guck da gleich mal drauf. Meistens sind das ja Hämorrhoiden, bisschen gereizt, so was in der Richtung. Das haben wir gleich.« Ich habe schon die Hand auf der Türklinke, um mit ihm zum Untersuchungsraum zu gehen, aber er sitzt immer noch und schaut mich mit einer Mischung aus Erstaunen und Erschrecken an. »Wie, gleich jetzt?« »Ja, dann haben Sie es hinter sich und wir wissen Bescheid.« »Also, darauf war ich jetzt nicht eingestellt.« Ich lasse die Klinke los und setz mich wieder hin. »Na, ich will Sie nicht überrumpeln«, sage ich, »aber das ist so der erste Schritt.« »Ich glaube«, sagt er, »das kommt alles von hier oben.« Und er drückt mit der rechten Hand unter den rechten Rippenbogen. »Aber doch nicht das Blut«, sage ich, »auch nicht die Verstopfung.« »Also hier ist das so ein Gefühl, als ob da was festhängt«, entgegnet er.

Ich nehme mir Zeit und erkläre ihm alles. Den Darmverlauf, wo Blut herkommt und was man so machen muss und machen kann. Machen muss: eine Proktoskopie, das ist eine Enddarmspiegelung; machen kann: eine komplette Darmspiegelung, eine Koloskopie. »Ich mache mir schon Sorgen«, sagt der unentschlossene Patient. »Ich habe mal im Internet recherchiert, es kann ja eine ganze Menge dahinterstecken.« »Was sagt denn das Internet, was dahinterstecken kann?«, frage ich. »Na ja, auch was Schlimmes.« »Was ist denn was Schlimmes für Sie?« »Also da kann es ja so einiges geben«, sagt er. »Das einzig wirklich Schlimme«, sage ich, und lege das Problem auf den Tisch, »wäre doch wohl Darmkrebs.« »Ja, zum Beispiel«, antwortet er. Ich erkläre ihm, dass Darmkrebs in seinem Alter sehr selten ist, aber dass es wohl besser wäre, mal zu spiegeln. Einfach um sicher zu sein und um die Akte Darmkrebs zu schließen. »Aber erstmal«, sage ich, »lassen Sie doch mal schauen, was da hinten eigentlich blutet. Das tut doch gar nicht weh.« Etwas zögernd kommt er mit.

»So«, sage ich, »jetzt legen Sie sich mal auf die Liege, auf die Seite und machen die Hose etwas auf, und ich schaue mir das mal an.« Er beginnt langsam den Gürtel zu lösen. Hört dann aber auf und zeigt wieder auf den Oberbauch. »Also, ich glaube ja, das kommt alles von hier oben. Oder vom Magen. Ich habe auch manchmal Sodbrennen.« Es wird dann noch fünf Minuten dauern, bis er endlich liegt und ich seine etwas gereizten und blutig belegten Hämorrhoiden ansehe. »Da haben wir es ja, Hämorrhoiden«, sage ich. »Ziehen Sie sich in Ruhe an und dann kommen Sie wieder zu mir.«

Nach drei Minuten sitzt er mir wieder gegenüber. »Also, dann noch den Termin für die Darmspiegelung.«

»Ich weiß nicht«, sagt er jetzt, »ob ich das Ganze nicht vorher noch selbst etwas beobachten soll. Was meinen Sie?« Ich fange wieder von vorne an. Junges Alter, Darmkrebs unwahrscheinlich, sicher ist man nie, wenn man's wissen will, muss man spiegeln. »Wie ist es denn, wenn ich noch mal vier Wochen warte? Können wir es nicht so machen? Es passt mir sowieso im Augenblick nicht so gut.« »Ja, sicher«, sage ich, »kein Problem.« »Aber«, fängt er wieder an, »wenn es doch was Ernstes ist, ich meine, kann da in der Zwischenzeit nicht was passieren?« Ich bleibe geduldig. »Wissen Sie, wir wissen nicht, was es ist, die Frage kann ich Ihnen darum natürlich nicht beantworten. Vielleicht haben Sie in zwei Wochen einen Darmstillstand oder sonst was. Woher soll ich das wissen? Aber«, und ich spreche jetzt langsam und betont: »das ist extrem unwahrscheinlich.«

Es geht noch etwas hin und her, dann lässt er sich der Unentschlossene einen Termin geben. »Und im Zweifelsfall, ich meine, wenn alles wieder in Ordnung ist, kann ich den Termin ja wieder absagen.« »Genau«, sage ich. »So machen wir's.« Ob er wohl kommen wird, frage ich mich, als er, mit dem Abführmittel, das ich ihm für die Vorbereitung der Spiegelung mitgegeben habe, von dannen zieht.

Der Unentschlossene ist das Gegenstück zum Kraftmenschen (→ Der Kraftmensch): schwierig, zeitaufwändig, manchmal nervtötend. Er hat Probleme, die Kontrolle abzugeben, den Rat anzunehmen, etwas zu riskieren. Er hat Angst vor Beschwerden und Angst vor den Untersuchungen (→ Der Ängstliche). Die Unentschlossenheit des Patienten ist sein Problem, seine Krankheit. Er ist auch im Beruf, im echten Leben, unfähig, beherzt eine Entscheidung zu treffen, sich auch mal zu exponieren, einen Fehler zu machen. Er wägt immer ab, berücksichtigt alle Eventualitäten, geht keine Risiken ein. Und während er das alles tut, verkrampft er sich, bekommt Hämorrhoiden, einen spastischen Darm und setzt kötteligen Stuhl ab. Und dann kommt er zu mir, um die nötigen Untersuchungen irgendwie zu boykottieren oder hinauszuzögern.

Der Verdränger

Verdrängung ist Therapie und wirksame Prophylaxe
in gesunden und kranken Tagen –
aber mit Risiken und Nebenwirkungen.

Die Patientin, die eine unangenehme Wahrheit verdrängt, ist 56 Jahre alt, als sie zur Magenspiegelung kommt. Sie hatte schon seit einem Vierteljahr immer so ein komisches Gefühl im Oberbauch gehabt und dann noch sechs oder sieben Kilo Gewicht verloren. Und sie ist nie dick gewesen. Sie hatte nicht gleich zum Arzt gehen wollen, so schlimm war ja alles gar nicht. Aber irgendwann konnte sie es doch nicht verdrängen: Irgendwas war nicht in Ordnung. Also war sie dann eines Tages zum Hausarzt gegangen, und der hatte sie zur Spiegelung geschickt. Jetzt liegt sie auf der Untersuchungsliege. Nach fünf Minuten ist alles vorbei. Ich habe eine Diagnose, und die Frau hat ein Problem. Denn in der Magenmitte, im Korpus, sitzt ein großer Tumor. Er ragt in den Magen hinein, die Oberfläche ist schmierig. Und mit der Probenentnahmezange taste ich, und das ist kein gutes Zeichen, auch in der Umgebung eine derbe Verhärtung der Magenwand. Ohne Frage, der Tumor ist sehr groß.

Ich spreche mit ihr. Ich sage ihr die Wahrheit. Da sitzt ein Tumor und der ist bösartig und muss entfernt werden. Noch weiß ich nicht genau, worum es sich handelt, aber vom Bild her ist die Sache klar: Es ist ein Magenkrebs.

Seit Wochen schon hatte die Patientin etwas verdrängt, was sie doch immer wieder belastet hatte: Der Magendruck, der schlechte Appetit, der Gewichtsverlust.

Jetzt bleibt sie sich treu. Und sie wird sich dran halten bis zu ihrem letzten Atemzug.

Ob man das nicht mit Medikamenten behandeln kann, möchte sie wissen. »Nein, definitiv nicht«, sage ich. »Aber eine Operation passt mir jetzt gar nicht«, sagt sie. »Warum nicht?«, frage ich. Die Operation passt nicht, weil sie eigentlich einen Kurzurlaub in Bayern geplant hatte. In vier Wochen. »Bin ich bis dahin wieder aus dem Krankenhaus raus?«

Was geschieht in diesem Gespräch gerade? Ich habe bei der Frau einen Magenkrebs festgestellt. Solch ein Tumor wird meistens zu spät gefunden. Einfach, weil er erst lange unbemerkt vor sich hinwächst, relativ rasch in die Umgebung infiltriert und die Lymphknoten befällt und dann, wenn man ihn schließlich spürt, oft noch Zeit vergeht, ehe ein Arzt aufgesucht wird. So auch hier. Der Tumor ist sehr groß. Die Patientin hat aber eine kleine Chance, mit dem Leben davonzukommen. Durch eine radikale Operation, bei der ihr Tumor komplett entfernt werden müsste. Ob das klappt, entscheidet sich erst während der Operation. Kurz: Es geht um Leben und Tod.

Es gibt Menschen, die erfassen die Dramatik der Situation sofort. Noch am Schreibtisch, mir gegenüber, das sehe ich ihnen an, ziehen in rasend schneller Folge Ängste und Hoffnungen an ihrem geistigen Auge vorüber. Und viele fragen dann: »Wie gut sind meine Chancen?« Nicht so bei der Frau, die mir jetzt gegenübersitzt. Sie denkt an Tabletten, an den Urlaub, und ob man das alles vor dem Urlaub noch hinkriegt. Während ich denke: »Weihnachten erleben Sie wohl nicht mehr.«

Wie kommt das? Teilweise liegt es am Unwissen. Ich weiß, dass Menschen mit einem so großen Magenkrebs bald sterben. Die Patientin weiß das nicht. Aber unabhängig von Bildungsgrad und Wissensstand: Bösartiger Tumor im Magen, Operation, Magen entfernen. Für viele Menschen ist damit die Sache klar. Es gibt ein Problem. Und zwar ein großes.

Unsere Patientin stellt sich in den nächsten Tagen beim Hausarzt vor, den ich telefonisch schon einmal vorab über den Befund unterrichtet habe. Und sie geht schließlich ins Krankenhaus zur Operation. Nach sechs Wochen sehe ich sie wieder. Sie hat noch einmal ein paar Kilogramm Gewicht verloren und sieht recht elend aus, ist aber erstaunlich wohlgemut und guter Dinge. Sie hat erstmal alles hinter sich. »Na, das ist aber schön, Sie zu sehen«, sage ich. »Ja«, nickt sie. »Wie war es denn im Krankenhaus?« »Ach Herr Doktor, das kann ich wirklich nicht weiterempfehlen, wo Sie mich da hingeschickt haben«, sagt sie. »Ach je, warum denn nicht?« Und dann bringt sie ihre Klagen vor: Die Toiletten seien nicht in Ordnung gewesen, immer wieder gab es Probleme mit der Spülung. Und ihre Zimmergenossin hätte sie genervt. Und man habe sie ganz zerstochen. »Sehen Sie mal«, sie zeigt mir einen alten Bluterguss am Handrücken und einen in der Ellenbeuge. »Eine Katastrophe«, sagt sie. »Na ja«, versuche ich das Gespräch auf das Wesentliche zu bringen. »Wie lief es denn mit der Operation?« »Das tut auch immer noch weh. Aber ich gehe ja jetzt erstmal in die Reha.« Und dann reden wir noch etwas über die neue Situation, das Leben ohne Magen, die kleinen Mahlzeiten, die jetzt nötig sind und die Vitamin-B12-Spritzen. Zum Schluss wünsche ich ihr alles Gute für die Reha. Dann geht sie wieder. Worüber wir nicht gesprochen haben: Dass der Tumor riesiggroß war, dass mehrere

Lymphknoten befallen waren, dass die Prognose miserabel ist. Sie hat das Thema »Wie geht es weiter?« nicht angesprochen und ich habe es natürlich auch nicht getan.

Sie repräsentiert einen klassischen Typus: den verdrängenden Patienten. Denn spätestens im Krankenhaus muss ihr klargeworden sein, dass es sich hier um einen dramatischen Einschnitt in ihrem Leben handelt. Mit einer Dimension, vor der die Probleme mit der Nasszelle oder der Venenverweilkanüle reine Nebensächlichkeiten sind. Für sie war es eine Chance, eine Erleichterung, dass sie ihre Klagen auf etwas völlig anderes verlagern konnte, um sich nicht mit ihrem Hauptproblem beschäftigen zu müssen: »Muss ich bald sterben?«

Die Zukunft dieser Frau ist relativ klar: Sie wird weiter Gewicht verlieren. Irgendwann werden die Schmerzen zunehmen, irgendwann wird dann irgendjemand eine Lebermetastase feststellen oder eine Ausbreitung des Tumors im Bauchraum. Sie wird langsam, dann schneller, ihre Kraft verlieren, sie wird bettlägerig sein und dann bald sterben. Aber sie wird sich dieser Prognose wahrscheinlich zu keinem Zeitpunkt stellen. Sie wird bis zum letzten Tag Themen wählen, die genau neben ihrem eigentlichen Problem liegen. Wahrscheinlich wird diese Art zu leben und zu sterben die einzig richtige für sie sein. Anders kann sie es nicht.

Verdrängung ist ein gutes und wirksames Instrument, mit den Widrigkeiten, die das Leben mit sich bringt, zurechtzukommen. Eine gewisse Schnodderigkeit, ein dickes Fell, kleine Lügen und Selbstbetrug können das Leben und Leiden leichter machen. Verdrängen und Täuschen sind seit ewigen Zeiten medizinische Strategien im Angesicht lebensbedrohlicher Krankheiten. Eine wirksame Therapie bei schweren Erkrankungen begann sich erst vor 150 Jahren langsam zu entwickeln. So entstand über Jahrhunderte eine ärztliche Kunst des Täuschens und Verharmlosens. Noch bis in das frühe 20. Jahrhundert waren die wirksamsten Instrumente der Ärzte die Beruhigungsmittel, die Schlafmittel und die Opiate.

Aber dann kamen die Operationen, die Bestrahlungen, die Chemotherapie. Alles zwar immer noch nicht überzeugend wirksam, aber die Behandlungen waren möglich und wurden durchgeführt. Und das konnte man natürlich nur mit Menschen machen, die man halbwegs ehrlich über die Prognose und die Risiken und Chancen aufgeklärt hatte. Und gegen Ende des 20. Jahrhunderts hatte sich eine kühle, man kann auch sagen: brutalisierte Form der Aufklärung (→ Der Aufgeklärte) durchgesetzt. Es gibt Ärzte, die sagen ihren Patienten: »Sie haben Krebs und Sie werden sterben. Mit einer Bestrahlung oder einer Chemotherapie können Sie die Sache aufschieben, Monate, vielleicht Jahre. Aber sterben werden Sie.« Für Ärzte ist das ein bequemer Weg, dem Patienten zu begegnen. Gradlinig, offen, ohne Illusionen. Aber viele Patienten sind dieser Situation nicht gewachsen. Sie können sich diesen Aussagen nicht stellen, sie wollen sie nicht hören und sie wollen sich nicht damit beschäftigen. Es liegt eine heikle Zwiespältigkeit in der Situation. Auf der einen Seite diese Tendenz zur unterkühlten Aufklärung, auf der anderen Seite die permanent und überall verbreitete Illusion, Medizin könne alles irgendwie richten, den Krebs könne und müsse man bekämpfen und Aufgeben gibt es nicht.

Und so kann es passieren, dass Sterben und Tod konsequent verdrängt werden, bis es zu spät ist für ein friedliches Abschiednehmen von den Mitmenschen, der Welt und der eigenen Existenz. Ich habe 86-jährige Männer erlebt, geistig hellwach, medizinisch gebildet, die ihren bevorstehenden Tod nicht akzeptieren konnten, die in familiären Konstruktionen lebten, in denen das Gespräch über Tod und Sterben nicht zugelassen wurde. Die ihre tödliche Krankheit verdrängt haben und die im Unfrieden von der Welt gegangen sind.

DER VERTRAUENDE

Vertrauen ist die Basis unseres Geschäftes, denn:
Vertrauen heilt.

VOR MIR SITZT EIN PATIENT. Ich kenne sein Gesicht. Irgendwas war mit ihm. Aber ich habe es einfach vergessen. Ich werfe wie beiläufig einen Blick auf den Bildschirm. Aha, war vor einem Vierteljahr schon mal da gewesen. Irgendwas mit Bauch. Vor mir liegt die Krankenakte, ziemlich dick, ein umfangreicher Stapel verschiedenster Papiere. Und ich hatte keine Zeit gehabt, vorher reinzuschauen.

»Herr Doktor«, sagt der Patient, »es ist nicht besser geworden. Es drückt schon wieder.« »Verdammt«, denke ich. »Was drückt schon wieder?« Müsste ich es wissen? Wahrscheinlich schon. Ich könnte jetzt noch mal die Akte durchgehen. Aber die vielen losen Blätter, die Untersuchungsergebnisse, Vorbefunde – ich würde meine alten Aufzeichnungen so schnell gar nicht finden. In Zukunft muss ich in jedem Fall vorher in die Akte reinsehen, bevor der Patient in meinem Zimmer ist. Aber ich war mal wieder in Hetze. Jetzt heißt es also: improvisieren. Und das kann ich. »Es ist nicht besser geworden. Es drückt schon wieder«, hat er gesagt. Plump wäre es jetzt, zu fragen: »Was ist nicht besser geworden?« Oder: »Wo drückt es schon wieder?« Nein, jetzt muss die nächste Frage lauten: »Drückt es immer noch oder schon wieder?« Eine sinnvolle, zielgerichtete Frage, die nicht ahnen lässt, dass ich keine Ahnung habe. Der Einstieg stimmt und ich kann weitermachen. Und langsam aber sicher taste ich mich vor und alles kommt wieder. Ich erinnere mich. Nach 60 Sekunden ist für mich die Situation gerettet und ich kann, auch ohne mich zu blamieren, in der Akte wühlen: »Da will ich mir doch noch mal diesen alten Befund anschauen.« Und das mühselige Durchblättern der vielen Papiere lässt mich nicht mehr inkompetent erscheinen, sondern menschlich. Jeder Arzt kennt die Szene, die meisten können damit ganz gut umgehen. Das ist unsere Arbeit und dafür werden wir bezahlt. Man soll uns vertrauen können. Vertrauen – ein Grundbedürfnis bei Krankheit, Sorgen, Hilfesuche.

Vertrauen ist gut, Misstrauen ist besser. Das hat Lenin gesagt und wahrscheinlich stimmt es, wenn man eine Revolution machen will und anschließend die Diktatur des Proletariats oder der Partei festigen möchte. Wahrscheinlich gilt die Regel auch beim Autokauf oder beim Abschluss einer Versicherung. Beim Arzt gilt diese Regel nicht. Ich möchte nicht sagen, dass ein gesundes Misstrauen dem Arzt und seiner Kunst gegenüber nicht durchaus angebracht ist. Viele Patienten haben dies auch. Sie haben ein gewisses Vertrauen, fragen sich aber schon manchmal: »Macht der auch alles richtig? Versteht der meine Probleme? Ist er kompetent?« Berechtigte Fragen.

Aber es gibt Patienten, die versuchen, diese Fragen und Zweifel bewusst oder unbewusst aus der Behandlungssituation auszublenden. Sie möchten sich nicht mit der Frage konfrontieren: »Könnte es sein, dass er mit seiner Diagnostik und Therapie völlig daneben liegt?« Sie möchten es nicht, weil die Vorstellung, dass der Arzt vielleicht gar keine Ahnung hat, sie verunsichern würde. Sie möchten Sicherheit. Sie vertrauen ihrem Arzt nicht nur, weil sie ihn für kompetent halten oder weil er sogar als Kapazität auf seinem Gebiet gilt. Es ist mehr.

Es gibt den Patienten, der seinem Arzt vertraut, weil er ihm vertrauen möchte. Es ist ein unbewusster Willensakt. Dieser Patient hat mehrere Gründe: Zum einen ist es natürlich bequemer. Zweifeln und Grübeln kann nervenaufreibend sein. Vertrauen macht das Leben leichter, und meistens ist das Risiko auch gar nicht so groß. Denn medizinische Behandlungen funktionieren doch überwiegend ganz gut. Und wenn sie es nicht tun, richtet es die Natur. So richtig schief gehen die meisten Sachen in der Medizin nicht. Aber es gibt noch etwas anderes, einen fast magischen Aspekt: Der Wille zu vertrauen, sich vertrauend hingeben zu können, gibt ein wohliges Gefühl. Vertrauen kann heilen. Heilen durch Handauflegen, durch Besprechen, durch Beten – all das hat mit Vertrauen zu tun. Das Neue Testament liefert uns viele schöne Beispiele. Die Siechen und Gelähmten und Aussätzigen erfuhren Linderung und Heilung durch das Vertrauen, das sie in den Wanderer und Wundermann aus Nazareth setzten. Jesus war ein meisterhafter Spieler auf dieser Klaviatur.

Ich gehöre zwar immerhin zu den Halbgöttern in Weiß, aber mit Jesus kann und möchte ich natürlich nicht mithalten. Aber vielleicht manchmal doch schon ein ganz kleines bisschen – so in dem Sinne: Ich möchte einen Glauben, eine Erwartung, ein Vertrauen nicht enttäuschen. Und ich weiß, dass ich damit dem Patienten – über den vordergründigen möglichen Behandlungserfolg hinaus – etwas Gutes tue.

Wenn mir ein Patient gegenübersitzt, weiß ich in aller Regel, dass er mir vertrauen möchte. Und diesem Vertrauen will ich gerecht werden und es befriedigen. Das tue ich durch meine Kompetenz, mein ärztliches Wissen, meine Sorgfalt. Aber ich weiß: Die kann der Patient gar nicht kontrollieren oder würdigen. Zumindest nicht ohne Weiteres und nicht, während er mir gegenübersitzt. Dem Vertrauen muss ich durch andere Mittel gerecht werden. Und das hat ein wenig mit Scharlatanerie zu tun. Es fängt mit dem gestärkten weißen Kittel an, mit der Krawatte, die mir, so hoffe ich, ein seriöses Aussehen verleihen. Dann mit Gestik und Mimik und Haltung. Und schließlich: Was ich sage und wie ich es sage. Ich bemühe mich, klar und geordnet zu sprechen. Ich bringe auch da Ordnung und System rein, wo weder Ordnung noch System ist. Mit einem »Erstens, zweitens, drittens ...« lassen sich auch chaotische Verhältnisse in scheinbar strukturiere Pläne und Programme zwingen. Damit erspare ich dem Patienten, der mir und dem System vertraut, sich den ganzen Unsicherheiten und Zweifeln zu stellen, die am Anfang eines jeden diagnostischen und therapeutischen Weges liegen und das Gemüt belasten.

Und eines geht natürlich gar nicht: Wenn mir ein Patient sagt, er habe die gleichen Beschwerden wie vor einem Vierteljahr, als er schon einmal bei mir war, ihn verwirrt anzusehen und ihm zu zeigen, dass ich nicht die leiseste Ahnung habe, wer er ist und was er hat.

Der zukünftige Patient – ein Epilog

Der Patient der Zukunft wird Patient sein ab dem Tage seiner Zeugung.

Und vielleicht auch schon vorher. Er wird während seines gesamten Lebens zu keinem Zeitpunkt nicht Patient sein. Und es wird ihn nicht stören. Er wird es nicht anders kennen. Es wird für ihn normal sein. Gesundheit wird ein abstrakter Begriff sein, richtig gesund wird er sich nie fühlen. Er wird ein unfertiges Wesen sein, das kontinuierlich verbessert wird: durch Maßnahmen, Belehrungen, betriebsärztliche Untersuchungen und Risikofaktormanagement, Pillen, Reha-Maßnahmen, Kuren und Wellnessurlaub.

Der Patient der Zukunft wird ein industrielles Produkt sein.

Er kommt schon im Mutterleib aufs Fließband der medizinischen Wertschöpfung und wird es erst wieder verlassen, wenn auch der letzte verwertbare Teil seiner irdischen Hülle einer sinnreichen Verwendung zugeführt wurde: als Transplantatniere oder Gehörknöchelchen oder Augenhornhaut. Am Ende jedes Arbeitsganges werden er und sein Arzt einer Qualitätskontrolle unterzogen. Funktioniert er? Ist er zu dick? Stimmen die Blutdruck- und Cholesterinwerte? Hält er sich nach seiner Meniskusoperation oder Hüftendoprothese an die Reha-Vorgaben? Und hat sein Arzt alles richtig gemacht? Oder steht dem Produkt ein Schadensersatzanspruch zu? Oder dem Kostenträger?

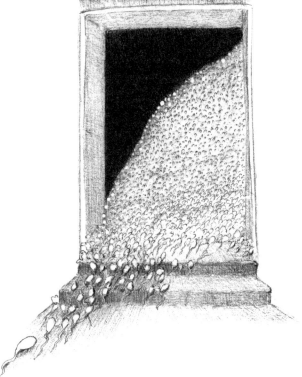

Der Patient der Zukunft wird Teil einer Herde sein.

Mit Massenscreenings, Massenuntersuchungen, Massentherapien, die nach normierten Vorgaben durchgezogen werden, innerhalb enger Grenzen, die keinen Raum mehr für Individualität lassen. In einer Gesellschaft, die schon heute ihren neugeborenen Kindern die sagenhafte Lebenserwartung von 82 Jahren garantiert, kann eine noch größere Sicherheit über die Länge der Lebenszeit nicht durch individualisierte Medizin erreicht, sondern nur über Maßnahmen, die an großen Patientenzahlen wirksam werden. Ganze Bevölkerungsschichten werden ernährungstechnisch einem gesundheitspolitischen Willen unterworfen mit gesunder Schulspeisung, Rauchverbot und abschreckenden Symbolen auf fettigen Fritten, französischem Käse und hochwertigem Rotwein.

Der Patient der Zukunft wird ein umworbener Wirtschaftsfaktor sein.

Je kränker, desto besser. Eine Gesellschaft, die immer mehr Alte hat, immer mehr Kranke und immer weniger Arbeit in der Produktion, wird gar nicht anders können, als aus Gesundheitsvorsorge, Therapie, Altenpflege und patientenverfügter Sterbebegleitung ein Gewerbe zu machen. Mit genau den Gesetzen, die auch in der Automobilindustrie, im Versicherungsgewerbe und bei den Banken gelten.

Der Patient der Zukunft wird ein öffentliches Wesen sein.

Die EDV-technische Erfassung, Verarbeitung und Weitergabe zahlloser persönlicher Daten als Teil von Qualitätsmanagement, Behandlungsprogrammen, Abrechnungsmodalitäten oder einfach nur in völliger Gedankenlosigkeit wird die ärztliche Schweigepflicht restlos zur Farce verkommen lassen.

Der Patient der Zukunft wird alt sein.

Er wird in einer altengerechten Wohnung leben, dann in ein Altenheim überstellt werden, an das eine Pflegestation angegliedert ist und eine gerontopsychiatrische Abteilung, in die er kommt, wenn es nicht mehr anders geht. Und er wird bis zu seinem letzten Tage einer hochgezüchteten palliativmedizinischen Betreuung ausgesetzt sein. Aber er wird das alles nicht mehr richtig mitkriegen.

Der Patient der Zukunft wird eine Patientenverfügung verfasst haben.

Er wird sich damit einer Illusion hingeben. Der Illusion eines selbstbestimmten Lebens und Sterbens. Und seine Vorstellungen von den Problemen am Ende des Lebens haben mit der Wirklichkeit nichts zu tun. Er denkt an Schläuche und Beatmungsgeräte und Intensivstationen und dass er das alles nicht will. Er denkt nicht an die Vereinsamung, das langsame Hinübergleiten in die Demenz, die Zerstörung der familiären Bindungen gerade durch die medizinisch-technischen Möglichkeiten und er denkt auch nicht an die hygienisch einwandfreie Unterbringung in renditeorientierten Einrichtungen, die zwar über den höchsten medizinischen Standard verfügen, sauber, hell und durchgestylt sind, aber mit einem menschlichen Leben, wie er sich das in guten Tagen für sein Alter wünscht, nicht das Geringste zu tun haben.

Der Patient der Zukunft wird vielleicht einmal zurückdenken an eine Zeit, in der es weniger Sicherheit gab und die Lebenserwartung niedriger war. In der die Menschen aber mit mehr Freiheit, Selbstbestimmung und Eigenverantwortung gelebt haben, alt geworden und schließlich gestorben sind. Vielleicht eine menschlichere Zeit.

Für mehr Lebensqualität

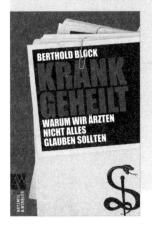

Berthold Block
Krankgeheilt
Warum wir Ärzten nicht alles glauben sollten

Format 14 x 22 cm
184 Seiten
Klappenbroschur
ISBN 978-3-538-07302-9

Wir lassen uns durchchecken, wir ernähren uns gesund und treiben Sport – in der Hoffnung auf ein langes Leben. Damit jagen wir einer Illusion nach, sagt Berthold Block. Früherkennung und neue Diagnosemethoden sind oft Mogelpackungen und können sogar schaden: Ärzte wiegen uns in Sicherheit oder versetzen uns grundlos in Panik.
Block schildert Fälle aus dem Praxisalltag und lässt uns in die Abgründe der heutigen Medizin schauen. Er plädiert für mehr Gelassenheit im Umgang mit der eigenen Gesundheit und damit für mehr Lebensqualität.

PATMOS
www.patmos.de